THE IMMUNITY
SOLUTION

Seven Weeks to Living Healthier and Longer

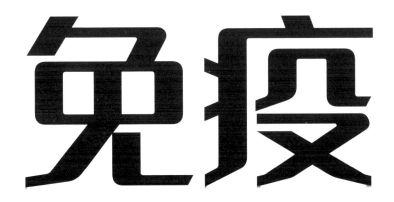

免疫

7周免疫力提升方案

[巴西] 里欧·尼索拉 著
(Leo Nissola)

刘 爽 译

中国出版集团
中译出版社

著作权合同登记号：图字 01-2023-3234 号

图书在版编目（CIP）数据

　　免疫 /（巴西）里欧·尼索拉著；刘爽译 . -- 北京：
中译出版社，2024.1（2024.5 重印）
　　书名原文：THE IMMUNITY SOLUTION：Seven Weeks
to Living Healthier and Longer
　　ISBN 978-7-5001-7516-2

　　Ⅰ . ①免 ... Ⅱ . ①里 ... ②刘 ... Ⅲ . ①免疫学－人体
生理学 Ⅳ . ① R392.1

　　中国国家版本馆 CIP 数据核字（2023）第 167890 号

免疫

著　　　者：[巴西] 里欧·尼索拉
译　　　者：刘　爽
策划编辑：刘　钰
责任编辑：刘　钰
营销编辑：赵　铎　刘　畅　魏菲彤
版权支持：马燕琦

出版发行：中译出版社
地　　址：北京市西城区新街口外大街 28 号普天德胜大厦主楼 4 层
电　　话：（010）68002494（编辑部）
邮　　编：100088
电子邮箱：book@ctph.com.cn
网　　址：http://www.ctph.com.cn

印　　刷：北京盛通印刷股份有限公司
经　　销：新华书店
规　　格：710mm×1000 mm　1/16
印　　张：14.5
字　　数：140 千字
版　　次：2024 年 1 月第 1 版
印　　次：2024 年 5 月第 3 次印刷

ISBN 978-7-5001-7516-2　　　　　　定价：79.00 元

版权所有　　侵权必究
中　译　出　版　社

这是一本珍贵的资源，尼索拉博士的劳动成果产生了深远的科学影响。

———詹姆斯·艾利森，诺贝尔生理学或医学奖获得者

引言

了解自己是所有智慧的开始。

——亚里士多德

每年，全球有数百万人被癌症夺去生命。它夺走了我身边的亲人，同样也夺走了许多人的亲人。这个生物"恶霸"，正如悉达多·穆克吉形容的那样："它是所有疾病之王，总是以出其不意的时间和方式袭击我们在意的人。"

从设计上讲，你的免疫系统将抵抗异常细胞、预防癌症以及其他疾病，但在你的一生中，它很容易受损。免疫系统的损伤可能使其难以抵抗疾病的侵害，使你容易患病。如今，仅在美国就有大约 1 700 万人患有癌症，另外有 1 000 万美国人免疫力受损，至少有 350 万人患有自身免疫性疾病。某些疾病的确切病因仍然不明。例如，类风湿关节炎，全球约有 2 500 万人患有该病，但其起源的确凿科学依据却仍然未知。

1982 年，也就是我的出生之年，瑞典生物化学家苏恩·伯格斯特龙、本特·萨穆埃尔松以及英国药理学家约翰·范恩因为发现了在人体中参与炎症反应的前列腺素而获得了诺贝尔医学奖。他们的研究引领了新一代抑制环氧合酶（COX）①的药物诞生，而环氧合酶分为两种形式，第一种主要影响胃黏膜，第二种则影响一般的炎症。这类药物被制药公司称为"非甾体抗炎药"（NSAIDs）②，但其消炎和止痛作用却使使用者付出了高昂的代价。长期使用非甾体抗炎药可能导致胃糜烂、溃疡和严重出血。因此，制药公司为了仅针对炎症，研制了一种名为"罗非昔布"③的非甾体抗炎药，默克公司将其以"万络"（Vioxx）的名字销售。在获得监管批准后，全球有超过 8 000 万人服用了万络。

类风湿关节炎是一种进行性疾病，会导致全身关节持续疼痛和肿胀，它分阶段发展，从非特异性炎症开始，然后转化为慢性炎症，最终导致组织损伤。在我祖母玛丽亚出现类风湿关节炎症状的几年后，她的病情迅速恶化。她感到她的手、手腕和膝盖疼痛难忍。剧痛影响了她的行动能力，最终使她不得不接受了髋关节和其他关节的置换手术。她生活在巴西南部，在那里她无法接触到多样化的一线治疗方法。除了更换受损关节外，她的医生只能给她开抗炎药，这其中就包括万络。

美国食品药品监督管理局（FDA）后来研究发现，服用罗非昔布会增加死于心脏病、中风和消化道出血的风险。据估计在制造商自愿将万络撤下市场之前，它已经在全球范围内导致成千上万人死亡，其中包括我的祖母。曾经被誉为神药的万络，成了美国药品审批和监管体系中一个惨痛失败的案例。

———————————

① 环氧合酶（cyclooxygenase, COX），又称前列腺素内过氧化物合酶（PGHS），是前列腺素（PGs）合成过程中一个主要的限速酶，可将花生四烯酸（AA）代谢成各种前列腺素产物，从而参与机体的多种病理生理过程，如炎症、发热、出凝血机制等。

② 非甾体抗炎药（NSAIDs）是一类具有抗炎，解热和镇痛作用的药物，在临床上广泛用于骨关节炎、类风湿关节炎和多种免疫功能紊乱的炎症性疾病症状的缓解，是全世界范围内使用最广泛的药物种类之一。

③ 罗非昔布（rofecoxib），商品名万络（Vioxx）为新的特异性型环氧化酶（COX-2）抑制剂。

我祖母痛苦且早逝的经历激发了我对免疫学、自身免疫和药物开发专业的兴趣。对她遗志的承诺驱使我寻找安全的方法来帮助并治愈病人。我的职业生涯将致力于癌症治疗以及带头开展有关健康免疫系统重要性的教育工作，因为"治愈"癌症的最佳方法就是从一开始防止它出现。

十年前，我开始深入研究自身免疫，并将重心放在了系统性红斑狼疮上。后来，我在强生公司和其他顶尖生物技术和制药公司担任了价值数十亿美元药物资产的主治医师。在得克萨斯大学 MD 安德森癌症中心工作期间，我有幸结识了詹姆斯·艾利森博士，他因发现负免疫调节而获得了诺贝尔医学奖，这个发现诞生了新的免疫治疗药物来对抗癌症。在帕克癌症免疫治疗研究所，我担任了针对数个难以治疗的晚期癌症患者的早期临床研究的首席科学家。

我因为我的事业生涯而做出了许多牺牲和艰难抉择。祖母玛丽亚去世时，我因医学院的解剖学期末考试而无法参加她的葬礼。当外祖母特丽莎去世时，我正在 MD 安德森癌症中心帮助癌症患者，无法在她生命的最后时刻陪伴在她身边。当转移性胰腺癌夺走了我的叔叔若昂时，我正在帕克研究所为癌症患者进行临床试验，旅行限制使我无法亲自告别。这是我和其他研究人员为我们的工作所付出的代价，我们致力于让人们更长寿，过上更好的生活，并创造美好的回忆。我们不希望任何人在不必要的时候提前说再见。成为一名免疫学家对我来说，不仅仅是个人的选择，更像是一个使命，一个了解我们的身体与外部世界之间复杂相互作用的重要使命。

不幸的是，在我领导免疫治疗临床试验的同时，我为自己的父亲诊断出了一种罕见的免疫系统癌症。他的身体一直非常健康，即使在努力工作时也几乎不出汗，但在 2020 年 12 月，他突然开始出现盗汗，并感到异常疲劳。几周后，就在圣诞节前夕，他通过视频聊天和我打招呼。他的声音听起来很累，人看起来也比平时瘦了很多。我问他最近是否感觉到或注意到什么不同的地方。他对自己感觉的描述立刻让我想到了淋巴瘤"B 症状"。在肿瘤学中，B 症状表示癌症的更高级别的症状，这意味着疾病已全身性扩散，而不是局限于一个特定区域。发热、大量盗汗和 6 个月内非故意减重超过 10% 都属于这一症状类别。B 症状出现时，预后通常很严峻，因为它预示着癌症转移的可能性很高。

当时我正在加利福尼亚，而我的父亲在巴西，数千英里的距离和疫情封锁分隔着我们。诊断亲人患有癌症是医生最担忧的事情，而我所能做的仅仅是为他安排实验室检查和扫描，然后便是怀抱希望。

经过检测，我的担忧成真了：我的父亲被确诊为转移性淋巴增生性肿瘤，这是一种癌症，它会使单个细胞失控地生长，而不是形成一个固定的肿块。然而，我相信我们有理由对此保持乐观。现在，随着免疫治疗的突破性进展，我们可以有效地治疗这种特殊的癌症，这在我父亲的案例中确实做到了。很幸运，由于我和其他研究人员的努力使他的症状很轻微，他服用的药物组合能够使免疫细胞破坏癌细胞。

然而，这个诊断也提醒了我，我们需要帮助大众提升身体的免疫力，预防那些可怕的疾病。这是我的使命之一，我将通过这本书向大家解释如何充分利用免疫系统的力量，保持健康，预防疾病，并延长寿命。

你的免疫系统简直就是奇迹。不论白天或黑夜，你体内都在进行数百万次与免疫相关的活动，这些活动维护你的健康和保护你免受病毒的伤害。通过了解你的基因组成以及食物和生活方式对你的影响，就可以更好地了解你身体的防御能力，以及你可以采取哪些措施来预防疾病。通过采取积极健康的行动方案，你可以改善整体健康状况，重置免疫系统，以抵御疾病。

本书包含一个实用的、循序渐进的科学指南，详细介绍了你应该采取的行动和应避免的行为。将这些知识付诸实践并不容易，因为这需要改正一些不良习惯。例如，暴饮暴食、过度紧张、过度饮酒和不平衡的生活方式。此外，你还需要培养良好的终身习惯，包括更好的饮食、更好的睡眠、平静的心态，以及在必要时补充合适的营养品。通过这些努力，你的健康状况将得到改善，使得这段人生旅程更有价值。

良好的医疗建立在最新科学的基础上，这本书也是如此。当新型冠状病毒将免疫系统推到国际舞台时，政府官员、媒体和其他组织都呼吁我用专业知识帮助数百万人了解免疫学并指导他们应对疾病。这本书也将为你提供同样的帮助，让你看到免疫系统与影响全球数十亿人的疾病之间的联系。

在本书中，你将通过我精心设计的 7 周免疫力提升方案、3 周免疫饮食计划解锁免疫力的秘密。这个方案将帮助你在短短几周内彻底改善健康状况，优化免疫系统，并增强抵御细菌、病毒和疾病的能力。当你的免疫系统处于最佳状态时，它能够减少体内炎症、降低衰老速度，甚至帮助你减轻体重。

有时候，亲友离世带来的深刻伤痛会让我们认识到，我们不是生活的旁观者。这种痛苦塑造了我们的性格，并使我成为一个有使命感的医生和免疫学家。通过回忆已逝的亲人，我们可以从中获得并激发改变未来的动力。

现在，让我们开始探索吧。

目录

第三部分 ‖ 七周免疫力提升方案

第一部分

身体的防御系统

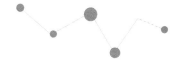

1. 主队：你的免疫系统

如果你不是自己的医生，那你就是个傻瓜。

——希波克拉底，医学之父

在世界杯预选赛还剩下5分钟时，双方打成平局。两队在场地中央对峙。劣势方面临的不利因素有很多，如寒冷的天气、潮湿的场地、不是他们的主场，以及经验相对较少等。但当哨声响起，球进入赛场时，处于劣势的球队会坚守一条防线，防守另一支非常有侵略性的球队。劣势方之所以能够获胜，是因为他们团队合作得很好，拥有成功所需的条件。

你身体的防御系统很像球队。不同的成分发挥不同的作用，它们共同帮助你对抗感冒，甚至战胜癌症。每天都有入侵者发起数百次攻击，试图突破你身体的防御系统，但大多数时候你都保持健康，因为你的免疫系统阻止了这些入侵者的进攻。你体内数以万亿计的细胞在不断工作来确保你的健康。它们每天都在与大量的细菌和病毒作斗争，如果你的细胞强壮，并且在你的基因和良好习惯的支持下，它们几乎会赢得每一场战斗。如果它们变得虚弱，入侵者就会突破你的防线，引发癌症、糖尿病、心脏病和其他疾病。保持健康的免疫系统是长寿和身体健康的关键，它比市面上任何特效药都管用，最重要的是，它已经在你体内，你所要做的就是做出正确的选择来支持它，剩下的事情就由它来完成。

医生很了解免疫系统，因为它是人体内发生的几乎所有事情的根源。幸运的是，你无须成为医学博士就可以了解自己体内发生的神奇的化学反应，就像你无须成为电工也可以正确使用灯泡一样。但了解电的工作原理将有助于你知道该按哪个开关。同样地，了解免疫系统的工作原理将有助于你更好地支持和维护自己的健康。

什么是免疫系统？

你的免疫系统可以被想象成是你的个人军队，它是隔绝你的身体与世界上所有细菌、病毒和致病污染物之间的屏障。

你的免疫系统是你体内最多样化的系统，它由一些复杂的机制组成，这些机制在细胞之间相互作用、发送信号、过滤物质和保护你的组织。然而，它的目的很简单，就是对抗病原体（如细菌、真菌、寄生虫和病毒），消除身体的潜在威胁，保护你的身体免受潜在有害物质的侵害（如有毒的化学物质），识别并中和血液中的有害物质，对抗致病化学物质、有毒物质和致癌因子的入侵，防止你生病。如果它无法完全遏制威胁，它会起到限制损害的作用。

免疫功能低下的人，其屏障已经损坏或不存在，这使他们对一切都非常敏感，甚至无法抵抗普通感冒。一些患有癌症、艾滋病病毒、系统性红斑狼疮或遗传性免疫疾病的人更容易感染疾病，而没有这些困扰的人则不会。同样的情况也会发生在孕妇身上，她们在怀孕期间会经历一些免疫缺陷，这是自然现象。（产后，她们的免疫系统会恢复正常。）

身体自然防御系统的美妙之处在于，虽然它在发挥作用，但你几乎不会注意到它的存在。然而，有时它会对感知到的威胁做出攻击性的反应。当这种情况发生时，你可能会过敏，或者你的免疫系统会攻击正常细胞，从而导致自身免疫性紊乱。因此，了解免疫系统如何工作、什么有助于它工作以及什么对它没有帮助是非常重要的。

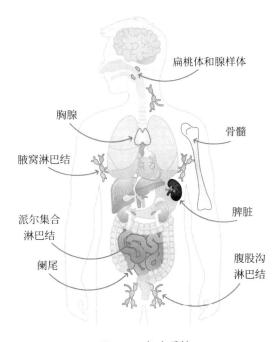

图 1-1 免疫系统

免疫系统在哪里？

你的身体里它无处不在。这些组件共同构成了它：

- 骨髓
- 补体系统
- 淋巴系统
- 脾脏
- 胸腺

- 白细胞

你可能听说过骨髓和白细胞，但让我们更仔细地看看免疫系统的这些组成部分。科学家认为，所有免疫细胞都来自骨髓中的前体细胞，它会产生白细胞和红细胞，白细胞像士兵一样对抗感染。骨髓还含有干细胞，它可以分化成多种细胞类型，要么产生新的细胞要么替换受损的细胞。补体系统由一些有助于触发炎症反应和抵抗感染的蛋白质组成。淋巴系统是一个贯穿全身的小管道网络，它从你的各种组织中收集一种叫作淋巴的液体。淋巴系统还收集死细胞和细菌，然后通过小豆状淋巴结过滤废物。感染疾病会导致淋巴结肿大，有时会导致颈部、喉咙或腋窝疼痛。脾脏也能抵抗细菌，随着科学家对它的了解越来越深入，我们发现它的全部功能也在不断扩大。

大多数人甚至没有意识到胸腺这个微小器官的存在。它位于胸部上方，T细胞在此成熟，随后储存在你的腺样体、阑尾、肠道、脾脏、扁桃体和其他地方。与淋巴结类似，胸腺有助于清除血液中的病原体和死细胞。

一个特别的器官

你也许能说出大多数主要器官的名字。例如，大脑、心脏、肾脏、肝脏、肺、胰腺、皮肤、脾脏、胃、甲状腺等，但很多人没有意识到还有一个"特别"器官的存在：胸腺。与大多数器官不同，它在儿童时期是最大的，因为它会产生所有的T细胞，直到你进入青春期。随着年龄的增长，胸腺会萎缩，逐步被脂肪取代。到你75岁时，胸腺基本上已经全部变成了脂肪组织。

你的皮肤作为全身的屏障，通常是抵御试图入侵你身体的微生物的第一道防线。健康的皮肤细胞会产生和分泌必需的抗菌蛋白。免疫细胞聚集在皮肤的各层，在保护你的身体免受化学物质、病毒、细菌和疾病侵害方面起着至关重要的作用。

免疫系统是如何工作的

你身体内每天发生的事情都是不可思议的。在你接触的物体、呼吸的空气和摄入的食物中，你会遇到无数潜在的有害微生物。所有这些都有可能使你生病，但通常情况下它们不会对你产生任何影响，因为你的免疫系统正在发挥作用。

你的免疫系统就像你身体的武装力量。它有两个主要分支：先天性免疫系统和适应性免疫系统。在保护你的过程中，每个分支的功能都不同。简而言之，你从父母那里继承了先天性免疫系统，然后你的适应性免疫系统将在你的一生中不断发展。这里有一个简单的方法来区分这两个分支：前者依赖于记忆，后者依赖于特异性。

先天性免疫系统

在你出生时，你的先天免性疫系统就开始发挥作用。先天性免疫力通常被称为"天生免疫力"，因为你从一开始就拥有它。

从你身体中最大的器官——皮肤，到最"臭"的系统——消化道，先天性免疫系统中的细胞不断与潜在的有害微生物作战，充当着对抗潜在威胁的一线英雄。当你的身体受到伤害或被细菌入侵时，先天性免疫系统会引发炎症，并征募免疫细胞。先天性免疫系统的细胞最先到达，形成身体的第一道防线。先天性免疫系统提供了一个广泛的早期屏障来抵御肉眼看不见的微生物和其他病原体——它们就是导致疾病和感染的真凶。

先天性免疫系统有许多不同类型的细胞，每一种都发挥着特定的作用。在这些细胞中最先做出反应的是来自骨髓中的干细胞，其中包括白细胞，以及其他你可能不了解的特异细胞，如巨噬细胞、肥大细胞、自然杀伤细胞和中性粒细胞。其中一些会立即攻击体内的外来物质，而另一些细胞则与其他细胞群一起准备攻击。它们像士兵一样，每个细胞都在保护你的安全方面发挥着至关重要的作用，每个细胞都扮演着特定的角色。

巨噬细胞在你的皮肤、黏膜表面甚至血液中寻找微生物。巨噬细胞来自单核细胞[①]，但它们不像单核细胞那样在血液中循环，相反，它们在组织中运作。巨噬细胞吸收并消化周围发现的病原体。当免疫系统被激活时，单核细胞和巨噬细胞通过通知其他免疫细胞有外敌入侵，做出协调一致的反应。此外，巨噬细胞还回收死细胞并清除细胞碎片。

中性粒细胞是白细胞中最常见的类型，属于早期免疫反应小组。它们是免疫系统的警戒细胞，可以消化有害细胞并捕获细菌以防止其扩散。由于中性粒细胞在血液中循环，它们会在身体中不断巡逻以寻找潜在的异常情况。如果你擦伤手臂或撞到膝盖，中性粒细胞会在几分钟内聚集在该区域。它们相互交流，这使它们能够与其他细胞协调并交换信号。这种细胞召集了巨噬细胞和单核细胞，它们会包围中性粒细胞集群并紧密地封闭伤口。

吞噬细胞在免疫反应中发挥着至关重要的作用，可以吞噬并破坏细菌、病毒和其他威胁。

循环于血液中的嗜碱性粒细胞在过敏反应中扮演着重要角色。一旦这些细胞接触到特定的抗原（指任何触发免疫反应的东西），它们就会产

---

① 单核细胞是一种白细胞，可以分化成巨噬细胞或树突状细胞。

生组胺，吸引免疫细胞到该区域。身体会通过向该区域输送更多的血液来做出反应，产生发红、肿胀和发热等形式的炎症，这有助于防止入侵进一步蔓延。

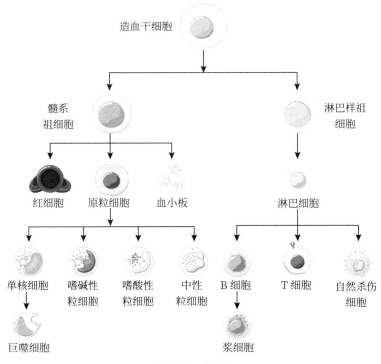

图 1-2　细胞

肥大细胞在你的组织中运作，也在过敏反应中发挥作用，帮助身体抵御寄生虫感染。

与嗜碱性粒细胞一样，循环于血液中的嗜酸性粒细胞是一种有助于抵抗寄生虫感染的白细胞。它们主要附着在因体形较大而不能被吞噬的寄生虫上，通过使入侵者窒息而杀死它们。

树突状细胞很难与单核细胞区分开来。它们呈递抗原，实质上是向其他细胞展示要对抗的物质。树突状细胞还能将大分子分解成更小的、可识别的片段（抗原），以便适应性免疫系统中的 B 细胞和 T 细胞可以识别它们。

自然杀伤细胞是白细胞的另一种类型，在你身体中担当猎手的角色。它们能够识别并锁定异常体，如病毒、化学物质和癌细胞。自然杀伤细胞由密集分布的蛋白质组成，它们能杀死任何使你生病的东西。这一过程被称为细胞凋亡或程序性细胞死亡。它们消除目标细胞的同时，在其他地方造成有限的损害。自然杀伤细胞与先天性免疫系统、适应性免疫系统一起工作，它们不仅具有先天性免疫细胞快速反应的特征，而且还能像适应性细胞一样积累生物记忆。

当出现问题时，先天性免疫细胞会迅速而全面地做出反应，这通常会引起炎症。先天性免疫系统的问题会导致慢性感染。虽然有害微生物不断进化和变化，试图战胜你的先天性免疫系统，但是你的身体会从经验中学习，总结出哪些属于有害微生物，哪些不属于有害微生物。然而，先天性免疫系统无法仅仅依靠自身来做到这一点。随着时间的推移和情况的变化，你的身体需要升级，这就是适应性免疫系统发挥作用的地方。

适应性免疫系统

适应性免疫系统是产生和发展抗体以对抗身体之前遇到的病菌的免疫系统。我的一位病毒学教授曾经巧妙地将适应性免疫系统称为"一种获得性味觉"①。

适应性免疫系统的细胞不断地记忆和学习细菌和病毒，以便更好地保护你。记忆至关重要，它使适应性免疫系统的细胞可以更快地应对威胁，更有效地保护你免受被既往识别的抗原侵害。

你的适应性免疫系统是通过接触异物而发展起来的。这也是儿科医

---

① 意思是需要花时间去适应或习惯的口味，通常用来形容某种事物一开始不受欢迎，但随着时间和尝试，人们可能会逐渐接受和欣赏。

生鼓励父母让 6 个月以上的婴儿在地板上爬行的原因之一，这样做会使他们接触到常见的家庭细菌，从而帮助年幼的孩子产生抗体。研究表明，经过消毒的环境和过度使用抗生素会降低儿童抵抗感染的能力[1]。

　　你的身体无论是通过疫苗还是普通感冒产生的抗体，都是针对特定的菌株。它们共同提高了你的适应性免疫。将适应性免疫想象成免疫系统的新兵训练营，它为你的免疫系统提供有关其他细胞的信息，促使适应性免疫系统的细胞进行全面的学习和训练，以对抗新的威胁。

　　适应性免疫细胞比先天性免疫细胞特异性更强，它们被称为淋巴细胞，分为两类：B 细胞和 T 细胞。

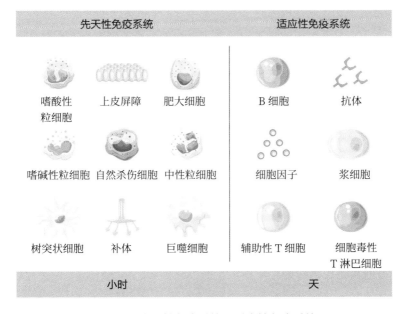

图 1-3　先天性免疫系统与适应性免疫系统

　　B 细胞在骨髓中形成，然后它们在你的体内循环。当暴露于抗原时，B 细胞会分化为浆细胞，或分化为未来对付该微生物的记忆细胞。B 细胞会向 T 细胞发出存在威胁的信息，甚至连续刺激 T 细胞。B 细胞可以进化成产生抗体的细胞[2]。一旦 B 细胞识别出抗原，就会产生大量抗体来摧毁抗原或将其标记为威胁。这些抗体与威胁信号结合，使其他免疫细胞更容易摧毁它。

T 细胞也在骨髓中形成，但它们会迁移到胸腺中成熟。当 T 细胞在胸腺中生长时，它们能分辨自身组织和异物之间的区别。当它们成熟后，T 细胞会经历两个选择阶段，以确保它们不会意外地与你自己的细胞结合。这些阶段保护你的免疫系统免受攻击。如果没有它们，你会遭受严重的自身免疫问题。

抗原

任何触发免疫反应的分子都是抗原。它们可以是任何东西：受损的细胞、感染过程中涉及的化学物质，甚至是无生命的灰尘。适应性免疫细胞能够识别抗原并做出相应反应，目的是防止你生病或疾病再次复发。例如，如果你小时候患过水痘或接种过水痘疫苗，你的适应性免疫系统将识别这些水痘病毒抗原并防止你再次感染水痘病毒。因此，并不是所有的抗原都是有害的。一个功能良好的免疫系统会将其识别到的抗原标记为正常抗原，通常不会对它们产生反应。

T 细胞可以直接攻击抗原，它们使用细胞因子之类的工具来控制和调节身体的免疫反应。通常，其他免疫细胞（如树突状细胞）需要分解抗原，这样你的身体才能识别它，从而触发特异性 T 细胞的分化过程。辅助性 T 细胞和细胞毒性 T 细胞共同搜索和攻击特定抗原。令人难以置信的是，辅助性或调节性 T 细胞可以告诉你的身体何时停止对威胁做出反应并对反应进行调节。但当调节性 T 细胞功能下降时，就会发生疾病。调节性 T 细胞不必要的增加会导致癌症。

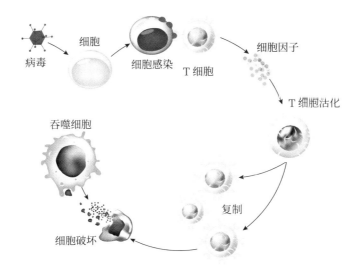

图 1-4 T 细胞活化

淋巴结是免疫细胞的通讯中心，负责从身体收集信息。例如，如果淋巴结中的适应性免疫细胞识别出来自其他部位的细菌片段，它们就会被激活、繁殖，然后离开淋巴结来攻击病原体。淋巴系统还充当着免疫细胞的通道。根据途径的不同，你的身体可能需要几天或几周的时间才能获得相应的适应性免疫反应。

自然免疫、人工免疫和被动免疫

这三个术语描述了不同类型的适应性免疫。

当你接触并击败入侵者后，就会产生持久的自然免疫。你的免疫系统会留下记忆细胞，这些细胞能够提醒身体曾经发生过的事情。尽管免疫反应不会在每个人身上以相同方式发生，但从饮食到整体健康等不同因素都会影响免疫反应。每次你出现免疫反应时，你的身体都会记录下来。虽然它并不总是永久的，但你的身体会记录过去遇到的威胁。

当你接种疫苗时，你会产生人工免疫。疫苗可以激活免疫细胞，从而为未来如何更好地处理该病原体创建蓝图。疫苗会产生抗体和记忆细胞，当麻疹或脊髓灰质炎以及其他病毒或细菌试图攻击你时，你的适应性免疫系统会调用这些抗体和记忆细胞。

被动免疫指的是免疫细胞来自身体以外来源的情况。它提供的保护仅在短时间内有效，通常是数周或数月。例如，胎儿通过胎盘吸收母亲的抗体，婴儿通过母乳吸收抗体。人工被动免疫可以通过注射另一个人或从动物那里获得的抗体来实现。用蛇毒制造的抗蛇毒血清治疗蛇咬伤是人工被动免疫的一个完美例子。

其他战士

除了上述"主角"之外，还有其他一些"配角"以各种方式协助你的免疫系统。

TLRs（Toll 样受体）是先天性免疫系统中的蛋白质分子，它们不是细胞，但能够穿过细胞膜，因此可以从外部接收信号。TLRs 通过向需要响应的基因发送信号来协调免疫细胞对微生物的响应。它们能够识别多种病原体的模型，包括病毒、细菌、真菌，甚至非传染性疾病。通过连接先天性免疫系统和适应性免疫系统的树突状细胞，TLRs 也能协调免疫系统的整体反应。

细胞因子[①]执行多种任务，但这些微小的蛋白质大多是细胞间的分子信使。一些细胞因子通过将白细胞引导到特定位置或向它们展示如何消除特定细菌来激活和集中免疫反应。细胞因子还会指示你的免疫系统在消除威胁后停止反应[3]。

---

① 细胞因子是体内细胞之间相互作用的主要介质，在机体的免疫应答、炎症反应、造血功能，乃至胚胎发生、生长发育等各个方面都起着关键作用。

白细胞介素是一种细胞因子，可传递激活或抑制免疫系统的情境特异性指令。

趋化细胞因子或趋化因子在身体的某些区域或疾病部位产生，以招募免疫细胞进入该区域。不同的趋化因子会吸引不同类型的免疫细胞到所需区域。

肿瘤坏死因子（TNF）是一种细胞因子，可发出炎症信号，促使其他细胞攻击并杀死入侵细胞。对于因炎症而恶化的疾病，如类风湿关节炎，医生会使用肿瘤坏死因子阻滞剂来阻止这种免疫反应。肿瘤坏死因子阻滞剂常用于治疗各种自身免疫性疾病。

抗体，又被称为免疫球蛋白（Ig），能够包裹在病原体表面并执行三个关键功能：中和、调理作用（用蛋白质包裹病原体以使吞噬细胞能够破坏它）和补体系统激活。适应性免疫系统中的记忆细胞会跟踪这些抗原以及为对抗它们所需的抗体，我们称这个过程为免疫记忆。

免疫

先天性免疫系统和适应性免疫系统的特殊细胞都会产生抗体。当足够多的抗体对抗或消灭特定有毒物质或病原体时，体内就会产生免疫力。

抗体是特定病原体所独有的，由免疫系统在对感染做出反应时产生。它们与感染所产生的抗原结合并中和或清除病原体。

中和是抗体最常见的功能。当一个潜在的威胁由于被施加了抗体而无法连接并感染宿主细胞时，它就被中和了。

补体系统由蛋白质组成，这些蛋白质相互作用以分解病原体并引发炎症反应，帮助我们的免疫细胞抵抗感染。在一连串的免疫活动中，每一种蛋白质都会触发下一种蛋白质，这些免疫活动会无限期地持续下去，直到细菌死亡、被破坏或被标记以便其他细胞清除。

干扰素是一种抗病毒抗体，可以抑制或阻止病毒自我复制。受感染的细胞会释放这些蛋白质（干扰素），提醒附近细胞注意潜在威胁。I 型干扰素提供抗病毒反应，而 II 型干扰素产生抗菌反应。

简单来说，免疫反应是你的身体对威胁的反应。你的免疫系统永不休息——它时刻保持活跃，全天候地保护着你的身体。免疫系统复杂并且无处不在，就像一个军队，其中的每个细胞都有特定的功能和任务。

过敏反应和自身免疫性疾病是由不必要的或意外的免疫反应引起的。当免疫反应没有被正确激活或根本没有激活时，就会导致感染或疾病。致癌物、化学物质和其他有毒物质会导致正常细胞功能失调，变得不健康。你的免疫系统会标记这些受损细胞并将其清除。但是，当有毒物质使免疫系统超负荷时，免疫系统就会衰弱，从而为疾病、过早衰老，甚至死亡打开大门。这就是为什么优化免疫系统是如此重要的原因。

采取行动

- 注意与你的身体互动的一切，如使用的卫生用品、接触的物体表面、摄入的食物、饮用的液体以及呼吸的空气等。
- 了解你日常使用的食材、水和个人护理产品的来源。
- 每天至少用普通肥皂洗手 2 次，每次 20 秒钟以上。

2. 遗传影响：你的 DNA^① 的影响

基因就像故事，而 DNA 是书写故事的语言。

——山姆·基恩《小提琴家的大拇指》

　　想象一下，有一场考试在你看第一个问题之前就给了你所有问题的答案，像这样拥有答案的考试在学校里会很有帮助。如今的基因检测已成为患者和医疗中心的新式小抄儿。将唾液收集进试管，或用棉拭子擦拭脸颊内侧后插入试剂盒，然后将试管与试剂盒邮寄回去，仅需 99 美元，你就可以获取从祖先那里遗传的患某些疾病的风险等信息。然而，并不是所有的测试都是适合你的，特别是当越来越多的生物技术公司从提供这些服务中获利时，因此选择合适的公司就非常重要。基因检测可以提供宝贵的信息，为你成功地迎接老年生活提供指导路线。

　　俗话说：不论做任何事情，事前有准备就可以成功。基因技术可以让你在疾病出现之前就采取预防措施，或者避免将有问题的基因遗传给你的孩子。它提供的信息比你在入院表上回答的关于你的家族史的问题更准确、更有帮助，尤其是对于那些无法接触到他们的亲生父母或家族史的被收养者来说。基因检测为你和你的医生提供了防治基因疾病的工

---

　　① DNA，脱氧核糖核酸，是生物细胞内含有合成 RNA 和蛋白质所必需的遗传信息，是生物体发育和正常运作必不可少的生物大分子。

具，必要时，还可以保护未来的自己免受心脏病、糖尿病、癌症和数百种其他病症的侵害。

在美国，每30秒就有一个人被诊断出患有癌症。在你读这一页的时候，又有两个人患上了癌症。目前，约有2 000万美国人正在与癌症作斗争，今年还将有120万人加入这场战斗。阻止癌症的发生和阻止癌症的发展是治疗癌症的最佳方法。

这就是为什么避免免疫被破坏、了解你的生理年龄和进行基因检测对于保持健康如此重要。到目前为止，现代医学主要是通过等待病症显现，然后尝试治疗它来治疗疾病。然而，这些治疗往往涉及反应强烈的、使身体虚弱的措施。通过深入研究你的基因编码，在出现健康问题之前主动管理自己的健康，你可以提前预防许多会破坏幸福生活的疾病。

在你的 DNA 里面

在我们深入研究基因检测之前，让我们回顾一些概念。你的 DNA 完全是独一无二的（除非你有一个同卵双胞胎），它包含了制造蛋白质和其他分子所需的所有指令，这些蛋白质和分子是你的组织正常发育、生长和发挥功能所必需的。

核苷酸，或者说脱氧核苷酸中的 4 种碱基[①]对 DNA 的"基本配方"进行编码。就像一页纸上的单词一样，这些字母的特定顺序决定了你的遗传密码，并告诉你的细胞该做什么。A 代表腺嘌呤，C 代表胞嘧啶，G 代表鸟嘌呤，T 代表胸腺嘧啶。你的身体将存储在 DNA 中的指令转换或翻译成 RNA[②]信息，该信息告诉细胞产生一串氨基酸，从而形成蛋白质。

---

① 决定生物多样性的就是脱氧核苷酸中的 4 种碱基（腺嘌呤 [Adenine]、胸腺嘧啶 [Thymine]、胞嘧啶 [Cytosine]、鸟嘌呤 [Guanine]）不同的排列顺序。

② 核糖核酸（Ribonudeic Acid，缩写为 RNA）。

字母的位置决定了蛋白质的行为，从而影响细胞的运作方式和器官的功能。把这个"基本配方"想象成用另一种语言编写的"食谱"，所有的信息都在这里，但需要翻译出来才能让细胞在正确的时间用正确的成分执行正确的步骤。

你的细胞每次读取 DNA 序列时，会读取 3 个字母序列（核苷酸碱基），这 3 个字母序列被称为密码子，每个字母序列对应蛋白质中的单个氨基酸分子。你 DNA 序列中的所有蛋白质编码区域都以序列 ATG 开头，就像一个开始符号。末尾的另一个 3 个字母序列的功能类似于句子末尾的停止符号或句号。当你把它们串在一起时，每个完整的句子就形成了一个基因。以"The sun is hot."这句话为例，如果这句话代表一个基因，你的细胞会这样读："THE SUN ISH OT."前三个字母是开始符号，后三个字母是停止符号，中间的字母包含创建特定氨基酸的指令。

氨基酸拼字比赛

氨基酸是蛋白质的组成部分，你的身体通过氨基酸来生长、提供能量和进行修复。你的身体有 20 种不同的氨基酸，它们以不同的方式组合，形成不同的蛋白质。如果你的 DNA 受到损害，导致一个或多个核苷酸字母出现错误或缺失，则可能会出现严重问题。比如，desert（沙漠）和 dessert（甜点）是两个完全不同的概念，但只有一个小小的字母的差别，你更想吃哪一个呢？

如果字母变了，你可能会遇到麻烦。短语"HES UNI SHO T--"与我们的例句仅相差一个字母，但由 DNA 损伤引起的错误可能会导致重大问题。想一想现实世界的例子，长时间暴露在阳光下、吸烟和接触有毒化学物质都会导致 DNA 被破坏和改变。当 DNA 序列中的字母出错时，就像计算机读取文件一样，你的身体无法正确读取数据，它就会出现故障。

在 20 世纪 50 年代初期，当科学家确定了 DNA 的双螺旋结构时，人们就清楚地了解核苷酸序列在细胞中编码遗传信息的方式。从那时起，后来的研究人员在理解 DNA 的工作原理方面取得了令人意想不到的进展。我们已经破译了许多生物体的全部基因组，甚至，包括人类基因组计划的目标——我们自己。

美国国家 DNA 日

美国国会将 4 月 25 日定为全美 DNA 日，以庆祝两项重大成就：1953 年发现 DNA 双螺旋结构和 2003 年成功完成人类基因组计划。

基因检测

了解基因，即完整的 DNA 序列是如何工作的，将有助于你理解为什么基因检测是一种非常有价值的工具。当你父亲的精子细胞与母亲的卵细胞结合时，你的第一个细胞就形成了。这个细胞包含了你和你父母所有的基因蓝图，整个身体，从头发到脚趾甲，包括眼睛颜色以及你可能患某些疾病的潜在风险，如哮喘（通常与 ORMDL3 基因和 GSDML 基因相关，但并非总是如此）。

随着细胞不断分裂、繁殖，形成胎儿，蓝图的完整副本进入了所有新细胞，就像将计算机文件从一个文件夹复制到另一个文件夹一样。例如，你的肌肉细胞和肝细胞执行不同的任务，但它们仍然包含来自第一个细胞的相同蓝图。这些蓝图就是你的遗传基因，其中包含针对你先天性免疫系统的指令。

几十年来，医生一直在为婴儿检测遗传病。实际上，美国每个新生儿都必须接受约 50 种不同疾病的强制性基因检测，包括甲状腺功能减退症、苯丙酮尿症和镰状细胞病。这种"足跟血①"检测使医生能够对每年检测呈阳性的 3 000 多名婴儿进行早期干预治疗[4]。

在成人中，基因检测使用血液、头发、皮肤、黏液或唾液样本。遗传学家检查样本中的细胞并分析你的蛋白质、基因、染色体（细胞中携带 DNA 的结构），甚至分析你的生物学年龄，从而确定你细胞的"真实"年龄。DNA 中的突变和变异可以提示潜伏在你体内的疾病，如帕金森综合征、前列腺癌或乳腺癌。DNA 甲基化年龄报告、蛋白质组年龄概况、炎症标志物、表型年龄等各种测试可以帮助你衡量身体生理的质量和能力，即你的身体机能。这些测试能让你快速了解身体深处正在发生或可能发生的问题。

生物学年龄

你的表观遗传年龄或生物学年龄是你的身体认为自己的年龄。DNA 甲基化水平（附着在基因上的某些分子的数量）衡量你的生物学年龄。饮食、药物、环境化学物质、激素和压力等社会因素会对你的 DNA 产生负面影响。这些甲基化分子的积累可能会改变或干扰基因的功能。如果你的生物学年龄高于实际年龄，那么你患许多疾病的风险就会呈指数级增加。

无论特定基因突变的检测结果是阳性还是阴性，获得这些信息都有

---

① 足跟血是足底跟部的静脉中的血液。

潜在的好处。一些常见的健康风险，如心脏病和中风，可以通过家族遗传。提前了解这些检测结果使你能够观察和应对风险因素。许多夫妇接受基因检测，以确保他们不会将遗传性疾病传给后代。这些预测性检测可以消除不确定性并帮助你做出明智的医疗保健决策。在某些情况下，阴性结果可以消除不必要的检查和筛查测试，而阳性结果可以为你指明适当的预防、监测和治疗方案。

有些人知道自己携带了一种疾病的基因，却没有有效的治疗方法。这时他们可能会感到焦虑、抑郁、内疚或愤怒，这是可以理解的。基因检测只能告诉你，你是否携带了这种基因，无法准确预测你是否会出现症状、疾病的严重程度或发病时间。

越早意识到健康问题越好，因为这样你就可以采取措施解决它。你和你的医生可以利用基因洞察常见的健康风险，制定个性化的健康计划，以控制各种疾病的发展。这些测试还可以帮助你了解自己已经对健康造成了多少损害（或者没有），并有可能为你提供一个扭转损害的计划。

遗传和你的免疫系统

与流行的观点相反，遗传并非永久性的。过度的紫外线照射、过量饮酒、吸入尼古丁等都会损坏你的 DNA。任何损害你免疫系统的事物都会使你的身体更容易患上慢性病。这就像在砖墙上打洞一样，随着永久性受损的地方越多，最终，这堵墙会倒塌。

你的 DNA 和免疫系统交织在一起，一个影响另一个，反之亦然。暴露于威胁后，你的免疫系统会打开或关闭特定基因，以驱动你身体的整体反应。遗传因素也会影响几种类型的免疫细胞，包括单核细胞、自然杀伤细胞和树突状细胞。你的基因在很大程度上决定了你身体的自我防御能力，但日常生活方式的选择也会改变你的基因。遗传因素对适应性免疫的影响大于先天性免疫，环境因素对先天性免疫的影响大于遗传。如果你有了孩子，这些与生俱来的特征就会遗传给下一代。

遗传为你的身体预设了防御机制，但是你选择的生活方式可能会改变预设机制。自 1965 年以来，美国政府要求在香烟上贴上警示标签，因为香烟中的尼古丁含量和其他致癌物质会导致冠状动脉疾病。你可能来自一个没有心脏病史且没有相关遗传标记的家庭，但是如果你每天都抽两包烟，你很可能会得心脏病。仅仅因为你体内没有这种疾病基因，并不意味着你选择的生活方式不会使你得这种疾病。

出于同样的原因，就像不良的饮食和锻炼方式会降低你的健康和免疫力一样，你也可以通过做出健康的选择来增强免疫系统，改变遗传给你的发病概率。把你的身体想象成一辆汽车，越让其经受极度磨损，它就会受到越多损坏。但是如果你给它加入高质量的汽油，进行预防性维护，定期保养它，它就会运行得越好，使用时间也越长。我的主旨是防止身体遭受不必要的磨损，这为你提供了增强免疫系统和逆转衰老影响的关键，从而使你更长寿、生活更美好。对于那些年龄超过 100 岁的人来说，平衡的生活并不是什么让人难以捉摸的秘密。

几乎所有的慢性病都是遗传特征和复杂的环境因素相互作用导致的，这意味着你吃什么、喝什么、是否吸烟、运动量等都会影响你患疾病的风险。你的基因和环境之间的相互作用是关键因素。

免疫反应

我们的身体视每一次感染、疾病或病症为潜在的致命威胁。攻击者可以直接从我们的基因中诱发自然反应，这些基因会打开或关闭，我们称这种反应为免疫反应。

炎症性衰老

当任何一种威胁（细菌、有毒物质、外伤）伤害你的组织时，你的身体就会"发炎"。当你的身体检测到你体内存在某些化学物质时，它会激活炎症反应。极端的温度，无论是高温还是低温，都会引起炎症反应。

超加工食品富含糖分、稳定剂、防腐剂、乳化剂和人造香料，这些化学物质与种子油、植物油和其他类型的糖混合会产生更多的炎症。深度加工食品包括商店购买的面包、包装饼干、蛋白质棒、素肉、人造鸡蛋和速冻晚餐。许多素食或植物性产品通常含有抗结块剂、人造色素、人造甜味剂、乳化剂、霉菌抑制剂和其他大量食用对健康有害的化学物质。如果你定期食用这些食物，你就会面临患上炎症性肠病(IBD)的风险。

当你经历任何形式的炎症时，无论出于何种原因，你的免疫系统都会开始行动。在某些情况下，炎症会导致 DNA 损伤，因为过多的防御细胞会听从身体的召唤并加入战斗。免疫系统的一个工作就是保护你的身体，因此当你遇到有问题的化学物质时，你的免疫系统会告诉你尽可能多地停止接触它们。这些症状是身体的一种警示信号。

如果你的免疫系统感觉受到攻击，就会派出过多的白细胞来保护你。它们会蜂拥而至，却发现无事可做，无处可去。有时候，它们会攻击你的器官或其他健康的组织和细胞，导致 DNA 损伤。这些无缘无故的攻击会使你的组织老化，降低你的整体健康水平，并可能引发自身免疫性疾病。研究人员将这种反应称为炎症性衰老（炎症 + 衰老）。食用超加工食品除了引起炎症和加速衰老，还会增加患癌症、心血管疾病、痴呆症、抑郁症、肾病、代谢综合征和 2 型糖尿病的风险。研究人员正在研究长期食用实验室制造的食物的影响。这种饮食引起的炎症会对全身产生影响。如果你每天都吃这种食物，那就成了一种习惯，这种坏习惯会对你的身体产生重大影响。

当你的细胞因为每天早上的甜甜圈、休息室里的薯片、晚餐做的纯素"肉"而面临持续的攻击时，炎症会使你的细胞衰老，这意味着它们会停止繁殖和生长。

细胞衰老会引发一系列负面的免疫反应，为癌症、骨关节炎和其他与衰老相关的疾病打开大门。最新研究表明，细胞衰老是一个不可逆转的过程，就像失控的汽车下坡一样，它会加快针对身体的感染或对疾病的影响速度，如导致严重急性呼吸综合征（SARS）的冠状病毒对我们的影响。

当你身体的炎症反应很严重时，你的免疫系统可能会变得不那么有恢复力，这可能会降低你对抵抗衰老影响的能力。在 2019 年新冠病毒疫情中，老年人，尤其是那些有既往疾病的老年人，出现失控的炎症反应（称为细胞因子风暴）的风险增加，其中许多人因此死亡。

端粒

端粒是染色体末端的小帽，可以非常准确地预测寿命[5]。它就像鞋带或束带末端的小塑料帽一样，有助于防止缠结、磨损或其他损伤。

当你出生时，你的端粒因为端粒酶①的存在保持长且健康的状态。在年轻健康的人体内，端粒酶不断恢复和延长端粒。但随着年龄的增长，每当端粒缩短时，生命的时钟就会滴答作响，因为它们决定了干细胞是否会被激活，以再生和修复受损或患病的组织。干细胞有助于维持器官的健康功能，因此会引发多米诺骨牌效应并加速衰老过程。以下是更多相关信息。

---

① 端粒酶是一种存在于精子、卵子、血细胞、干细胞和活化淋巴细胞（B 细胞和 T 细胞）中的酶。

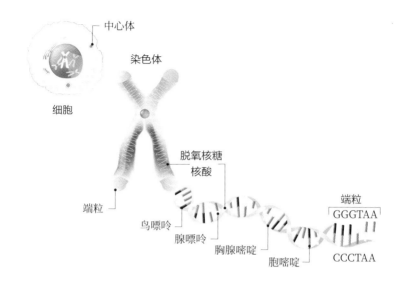

图 1-5　端粒（染色体两端的重复核苷酸序列区域）

　　耶鲁大学博士后研究员伊丽莎白·布莱克本于 1975 年发现了端粒的重要性，并于 2009 年获得诺贝尔医学奖。她意识到端粒的缩短预示着疾病或衰老的到来。端粒越短，你的身体就越容易受到伤害，你的衰老速度也就越快。

　　这是该过程的工作原理：每当在细胞分裂过程中复制 DNA 时（每天发生约 2 万亿次），都会有一些核苷酸在这个过程中丢失，就像复印机会丢失页面上最后一行的文本一样。这些过程每天都在发生，因此为细胞提供营养非常重要，它们需要良好的燃料才能正常运作。由于无法复制染色体的末端，所以每次复制时 DNA 链都会变短。端粒是非编码序列，可防止保护链完全消失。它们重复包含相同的 6 个核苷酸。随着你一生中 DNA 的不断复制，这些重复序列会变得更短，以保护其余的 DNA。一条人类 DNA 链的长度大约为 30 亿个碱基对，因此这个过程需要一段时间。

　　请想象一下将湿鞋带反复放入烘干机中。高温会使织物收缩，鞋带变短。高温还会使鞋带两端的金属变小，使它们更紧地附着在变短的鞋带上。

　　科学家认为，DNA 的这种缩短会导致细胞老化，同时也会导致人类衰老。最终，细胞不能再复制，此时它们就会进入衰老状态。已经衰老的细胞要么累积损伤，要么死亡。就像你想象的那样，DNA 损伤也会导致端粒缩短。因为 DNA 遭受太多损伤而无法修复以至于端粒瓦解或"脱帽"时，细胞凋亡也会发生。

端粒缩短

　　科学家正致力于发现端粒缩短与寿命之间的联系。强有力的研究表明，端粒缩短与癌症风险增加之间存在联系，尤其是膀胱癌、食道癌、胃癌、肺癌和肾癌，同时也与糖尿病、骨质疏松症和肺纤维化的患病风险增加有关。对于 60 到 75 岁之间的人来说，与长端粒的人相比，短端粒的人死于心血管疾病的风险至少高出 3 倍，死于传染病的风险是 8 倍多。端粒功能障碍也会导致细胞衰竭和器官功能受损。当端粒缩短时，细胞就会发生故障，器官开始衰竭，你的健康情况就会恶化。

　　端粒的缩短是自然老化过程中的一部分，但加速这种缩短会导致你的细胞更快地老化，从而加速各种疾病的发作。研究人员发现，慢性感染患者、慢性肝炎患者、慢性炎症性肠病患者和阿尔茨海默病患者的端粒均有缩短。端粒缩短会导致各种复杂的基因组的不稳定性，如异常重组、染色体丢失和异常易位。端粒缩短会产生多米诺骨牌效应：端粒变得越短，衰老过程加速得越快；衰老过程加速得越快，端粒就变得越短。

保护你的端粒

　　在医学中，知识永远是第一步。通过非处方药（OTC）测试和约翰斯·霍普金斯大学医学院等研究机构提供的测试，可以告诉你端粒的长度。关于非处方药版本的准确性存在一些争议，其价格约为 100 美元。但是，与约翰斯·霍普金斯大学医学研究机构联合开发的测试成本约为 400 美元，并使用了不同的测量方法[6]。

这些测试通过使用外周血细胞样本，将结果与同龄组人群的数据库进行比较来确定平均端粒长度。该数据为你提供了一个基准，用来判断你的端粒是比你的预期年龄的端粒更短还是更长。

在短期内，端粒长度会发生一些自然波动。研究人员并不确定这种变化的程度，也不确定其是否是由测量误差或影响日常行为和健康的因素引起。如果你确实要测量端粒长度，请考虑进行多次测试以建立可靠的基准。

如果你想延缓衰老过程，避免患上癌症等疾病，那么保护你的端粒是有意义的。它们出生时的长度和缩短的速度因人而异。虽然有些人的端粒异常短，并且会加速缩短，但正如你所预料的，生活方式和环境会对它们产生显著影响。因此，改变它们的能力已经掌握在你的手中。

本书的第三部分包含了一个更详细的计划，但这里有一些保护端粒的粗略的描述：

- 避免吸烟。
- 避免饮酒。
- 避免食用超加工食品。
- 避免食用加工过的种子油和植物油。
- 检查你的维生素水平，并补充所缺乏的维生素。
- 饮用富含矿物质的天然水。
- 吃营养丰富、富含纤维的食物。
- 保持活跃。
- 保持健康的体重。

- 冥想。

听起来很熟悉吗？你多年来经常听到这个建议，因为它确实很有效！

端粒处方

随着生活方式的改变，某些药物也可以延长端粒：

- 血管紧张素转换酶抑制剂（ACEI）
- 血管紧张素受体阻滞药（ARB）
- 阿司匹林生物同质性激素替代疗法
- 钙通道阻滞药
- 二甲双胍肾素抑制剂
- 血清醛固酮受体拮抗剂

然而，关于这个主题还需要更多的研究。

狮子、老虎、熊和蝴蝶都依靠本能来更好地捕猎、跑得更快或比它们的天敌更敏捷，以求生存。然而，我们人类可以通过智慧战胜大多数敌人，包括疾病。这就是为什么了解你的身体如何运作、哪些因素会增加损伤以及哪些行为可以维持你的健康是如此重要。应用知识也被称为智慧，这是你拥有的最强大的工具。即使你的遗传基因使你更容易患上某种特定疾病，科学也有工具可以帮助你测试、改变、减轻，甚至帮助你回避遗传此基因的命运。

衰老是不可避免的，你不可能永生。但正如我父亲所说，随着年龄的增长，生活的乐趣应该增加。

采取行动

- 如果你还没有进行过 DNA 测试，请检测你的 DNA，了解你是否有某些疾病的遗传倾向。

- 你是否测试过你的表观遗传（生物学）年龄？

- 避免吸烟、饮酒和食用超加工食品，包括加工过的种子油和植物油。

- 避免不必要的紫外线照射。

- 检查你的维生素水平，并补充所缺乏的维生素。

- 喝天然、富含矿物质的水，吃营养丰富、富含纤维的全天然食品。

- 保持活跃，并保持健康的体重。

- 冥想。

如果你不能每天这样做，请尝试每周做一次。

3. 细菌：你体内的微生物

生活中没有可怕的东西，只有需要理解的东西。我们现在了解的更多一点儿，畏惧的就会更少一点儿。

—— 玛丽·居里，诺贝尔物理学奖和诺贝尔化学奖获得者

　　你可能认为你的 DNA 决定了你是谁。这当然是部分原因，但并不是全部。DNA 不仅来自你自己的人体细胞，也来自寄居在你皮肤、肠道以及身体其他地方的无数细菌。

　　即使你不是一个细菌恐惧症患者，但当想到体内生活着大量其他生物时，也会让你感到毛骨悚然。但没有人是无菌的，这很正常！一些免疫学家认为，世界属于细菌，我们人类只是生活在其中。这些细菌已经在地球上生存了 35 亿多年，是地球上已知最古老的生命形式，所以你不必害怕它们。细菌、真菌、病毒和你体内的其他生命形式都希望你活着，因为没有你它们就会死。它们以各种不可思议的方式保护你，从控制胃病到抗癌，它们在你的体内形成了一个完整的世界，统称为你的微生物组，是训练和发展免疫力的主要组成部分。

　　抗生素的过量使用是现代生活的标志之一，这导致细菌耐药性问题日益严重。我们常常依赖药物来快速治疗，而不是相信我们体内的自然系统可以控制疾病。通过了解你的微生物组如何工作以及如何照顾它，

可以提高你的免疫力。当你照顾好这些有益的微生物，它们也会很乐意照顾你。

基础知识

意识到每天有数百万的细菌和病毒与你一同存在，这可能让你感到不安。但是，正如我的一位教授曾经说过的："没有胆量，就没有荣耀！"

是的，它们中有些是危险的，甚至是致命的，但大多数都可以通过维持平衡来帮助保障你的健康。例如，有些病毒会在你的体内存活一生，却不会对你造成任何伤害。它们与它们的朋友生活在你的微生物组中，这是你身体的另一个系统，与你的免疫系统协同工作。微生物群是一个重新定义的术语，指的是一个特定区域中的微生物，而微生物组则指的是全局。我们可以把微生物群想象成一座城市，微生物组想象成整个星球。有些人会交替使用这两个术语将它们并为一类，但出于本书的目的，我们将使用它们的恰当术语，分开理解：微生物群用来指代特定区域，微生物组指整个生态系统。

微生物组由大约 100 万亿个微生物组成。微生物的数量超过人体细胞数量的 10 倍。你体内的微生物比细胞还多。例如，生活在门把手上的细菌与存在于你体内的细菌之间的主要区别是，你体内的大多数细菌都是安全的，并且可能对你有益。

微词汇

微生物（Microorganism）：一种微小的有机体，通常是细菌、真菌或病毒。

细菌，微生物（Microbe）：微生物，尤其是指会引起疾病或发酵的细菌。

微生物群（Microbiota）：位于一个特定区域中的微生物。

微生物组（Microbiome）：人体的整个微生物群落。

第一批在你体内定居的细菌来自你的母亲，自出生以来就帮助你保持健康。它们可能来自产道，也可能来自剖宫产时母亲的皮肤。这些"好的"微生物群落代代相传，有助于大脑早期发育。母乳喂养的婴儿通过母乳获得额外的免疫力，因为母乳中富含来自母亲体内的有益细菌。新生儿肠道中的第一批微生物能分解母乳中的糖分，为他们以后的健康生活打下基础。

大多数微生物通过食物和饮料进入你的身体，它们存在于你的消化道中，通常是在大肠。所有这些细菌、真菌、单细胞原生动物、病毒都含有与你自己的基因相同的遗传物质。因为它们太小了，你可能会认为它们十分低级，但是微生物组中的细菌含有比你自己多 200 倍的基因。35 亿年来，没有什么能在不经历一些出乎意料的打击的情况下存活！

细菌几乎在每个器官中都与你的免疫系统共存并相互作用。它们存在于皮肤、鼻腔、口腔、喉咙、阴道，其中肠道是分布最多的区域。不断的相互作用使你身体的免疫系统和那些寄居的微生物保持平衡。研究人员发现了免疫系统和微生物组是如何协同工作的，包括不同的疾病如何改变肠道内的微生物群构成。这些知识可以让我们从一开始就预防一些疾病的发生。

皮肤上的细菌

每天，你的皮肤都会遇到有毒物质、有害生物和其他压力。虽然皮肤是你内脏和环境之间的物理保护屏障，但它也是一个活跃的免疫器官。

据估计，有 200 亿个 T 细胞存在于你的皮肤中，远远超过身体其他部位的 T 细胞数量。这些免疫细胞会在有害细菌、真菌和病毒进入体内之前将其击退。由血液和淋巴管网络贯穿的真皮层（即表面下皮肤组织）包含淋巴细胞、白细胞、肥大细胞和巨噬细胞。为什么会有这么多不同种类的细胞呢？因为即使是很小的伤口，皮肤表面（表皮）上的任何有害细菌都可能会进入你的身体。穿刺伤口更糟糕，会形成无氧通道，使有害物质直接进入你的身体。

破伤风

在美国，所有学龄儿童都必须接种破伤风疫苗，成年人应每 10 年接种一次。这种疫苗可以预防牙关紧闭症的发生。这种疾病可能是由接触破伤风细菌引起，这种细菌喜欢穿刺伤口的低氧环境。（与铁锈没有任何关系，这是一种常见的误解。）这种细菌会导致肌肉痉挛，并且有 10% 的确诊病例会死亡。破伤风疫苗可以增强免疫系统，以对抗这种有害细菌。

请记住，你的身体一直在寻找外来入侵者。文身之所以能留存下来，是因为皮肤中的免疫系统细胞吞噬了墨水并将其传递给了下一代细胞。研究表明，文身颜料可以引发持续的免疫反应，经历连续的捕获和释放循环而不会褪色。文身墨水的成分大多是人造的，因此对身体来说不是天然的，但墨水中的纳米粒子可以在全身传播，这会导致淋巴结肿大和过敏反应。仅仅为了一张漂亮的照片，就会给免疫系统增加不必要的负担。我自己有 4 个文身，我不后悔，但如果我能回到过去和十几岁的自己谈谈，我会建议他不要文身。

体内的细菌

在肠道中，细菌可以帮助你消化食物，保护你的肠道免受食源性病原体的侵害，产生身体无法自主合成的维生素，如维生素 B_{12} 和维生素 K。大多数人体内都有 1 000 多种不同类型的细菌，它们形状各异、大小不同，具有不同的功能，其中许多有助于消化，也可以作为早期的保护系统。

当你进食时，你会把许多新的细菌带入口腔中。已存在的有益细菌会消灭很多有害细菌，定期刷牙和使用牙线可以清除幸存下来的顽固细菌。如果有害细菌的数量占优势，就会导致口臭、牙龈炎（牙龈肿胀）、蛀牙，甚至心脏病。没错，不注意口腔卫生会导致血液中出现有害细菌，从而损害你的心脏。口臭是身体提示你不健康的方式。

牙龈和心脏健康

2014 年《美国预防医学杂志》的一项研究发现，患有牙龈疾病的人在心血管保健上的支出要比没有牙龈疾病的人多 10% 至 40%[7]。据估计，牙龈疾病会增加 20% 的患心脏疾病的风险，另外有研究表明，口腔健康不佳与呼吸系统疾病、骨质疏松症和癌症之间也存在联系。口腔疾病会引起炎症，而慢性炎症会给免疫系统增加负担，从而导致其他疾病的发生。因此，刷牙、使用牙线并定期看牙医是非常必要的。

当你摄入过多的加工糖、脂肪、化学物质而不是天然有益的食物（如蔬菜）时，其他疾病，如肥胖、肠易激综合征和糖尿病也会随之而来。蔬菜含有益生元，这是一种有助于肠道有益细菌繁殖的化合物（稍后会详细介绍益生元）。患有这些疾病的人通常肠道中有益细菌的比例低于正常水平。

拟杆菌门：有益菌

这些细菌生长在土壤、水果、蔬菜、海水、人类和其他动物体内。平衡的拟杆菌群产生的代谢物有助于减轻身体内的炎症。高纤维饮食可以增加它们的数量，而低纤维饮食则会降低身体对炎症做出适当反应的能力，尤其是在肺部引起的过敏性反应。

厚壁菌门：有害菌

这些不太友善的细菌大量存在于肠道中。当厚壁菌门的数量超过有益菌时，会损害葡萄糖和脂肪的新陈代谢。一些研究发现，厚壁菌门比例的增加与肥胖和 2 型糖尿病的增加有关。过多的厚壁菌门会使身体的新陈代谢和能量水平失衡。免疫学家认为，一些促进肥胖的细菌正在消耗人体内的能量，这使得人更容易受到肥胖相关健康问题的影响。

肠脑轴

越来越多的科学家将人类肠道称为人体的第二个"大脑"，因为它包含大约 1 亿个神经元，比脊髓或神经系统的总和还要多[8]。这些神经元控制许多反射，包括分泌酶来帮助分解食物以及收缩肌肉来帮助消化。

细菌的快乐

在压力大的情况下，胃部痉挛或有下坠感是大脑和肠道之间的对话。血清素，也被称为"快乐激素"，它向细胞发送信息，帮助调节情绪和幸福感。与普遍的观念相反，这种神经递质主要（约 90%）来自你的肠道而不是大脑，它对肠道免疫力有极大的影响[9]。血清素还有助于保持体温、促进消化，改善血液循环、呼吸和睡眠。

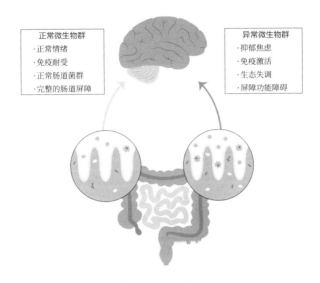

图 1-6　肠脑轴

相信你的直觉

连接大脑和肠道的神经元所传达的信息不仅仅是饥饿。当你感到紧张或焦虑时，它们会引发蝴蝶效应，或者当你感到害怕时，它们会触发恐惧感。鲜为人知的是，肠神经系统贯穿你的整个消化道，从食道到肛门。它使用与中枢神经系统相同的神经元和神经递质网络，并在心理健康和其他疾病中发挥着重要作用。虽然有关这种联系的科学仍在继续研究，但倾听你的身体向你发送的任何信息都是一个明智的做法。

一项研究表明，一种细菌混合物，主要是由血尿杆菌和生孢梭菌组成，它向肠道细胞发出信号以增加血清素①的产生。在没有这些细菌的情况下饲养的实验室小鼠的血清素含量比对照组低了 50%。当研究人员将缺失的细菌添加到小鼠体内时，它们的血清素含量会恢复到正常水平 [10]。

微生物组和免疫系统

儿科医生鼓励父母让婴儿在地板上爬行。这项活动不仅教会了孩子感受地表面、气味、深度和重力，还让他们接触了许多微生物。这种早期接触有助于婴儿免疫系统的发育。

在最佳状态下，肠道拥有自己的主动免疫系统，可以保护你免受不受欢迎的病毒、化学物质和其他环境因素的侵害。当错误的选择或"良好的意图"破坏了系统的平衡时，疾病就更容易发生。这些"良好的意图"指的是研究人员所说的卫生假说。该理论认为，极端的个人卫生防护会导致疾病增加，这是因为减少了与自然界的微生物的接触。从本质上讲，我们正在通过清洗、消毒和使用药物来削弱我们身体的所有自然防御力。如果你没有大量出汗，你就不需要每天都洗澡，每隔一天洗澡对你的皮肤和免疫系统会更好。

药物和现代科学帮助我们抗击疾病，但食用合成食品和过量使用抗生素，以及其他不良习惯会损害微生物组中抗病细菌的多样性。当严重的威胁来临时，这种不平衡会使你的身体处于一个较弱的位置。这就像在入侵军队增加兵力之前，把防守军队的一半撤出战场。防守的士兵都守不住城堡，更别说击退入侵者了。

---

① 血清素是种神经递质，也被称为 5- 羟色胺。它在神经系统中发挥重要作用，参与调节情绪、睡眠、食欲和认知功能等方面。

欢迎来到病毒组

病毒是地球上最常见的生物实体，你体内的病毒数量可能比你知道的还要多。至少有 38 万亿个细菌和 380 万亿个病毒居住在你的微生物组中 [11]。它们大多数时间与你和平共处，对你的健康有益。其中一些甚至可以杀死有害细菌，防止你生病。

当微生物环境管理不善时，病原体就会趁机进行不受控制的生长。这种伺机的生长可能导致严重的炎症，因为身体的免疫卫士已经失去了活力或根本不存在。这就是为什么肠道菌群失调会对你的整体健康造成如此大的损害。

细菌与癌症

一些肠道细菌可能会引发炎症甚至癌症。例如，研究人员一直在尝试查明允许癌症在上皮细胞中发展的机制。对于结肠癌而言，并没有单一的致病细菌物种。然而，这种上皮癌可能是由肠道细菌类型的转变引起的。

与此同时，科学家正在研究细菌是否能够治愈癌症。我曾在帕克癌症免疫疗法研究所参与了一项早期的临床试验，试图回答一个问题：肠道细菌是否能够帮助晚期黑色素瘤患者抗击癌症？

我们已经知道，不平衡的微生物组可能会导致疾病的发生。肠道通透性的增加可能会导致营养物质、矿物质和盐分渗漏并渗透到其他层，从而导致类风湿关节炎和 1 型糖尿病等炎症性疾病。肠道微生物组平衡良好的患者对免疫疗法的反应更好，因此我们从理论上推测，正确的肠道细菌可以作为一种新的免疫疗法工具。我参与设计、撰写、实施和评估的这项研究是同类研究中的第一个。

我和同事与美国各地的领先机构和专家合作，测试我们的假设。该临床试验研究了改变癌症患者的肠道微生物组是否可以增强或改变他们对免疫疗法的反应。在免疫疗法治疗之前、期间和之后，我们对所有参与的患者的肠道进行了测序，以分析他们肿瘤的变化，并跟踪他们免疫系统的变化。不幸的是，由于 2019 年新型冠状病毒疫情迫使我们停止了这项研究，但随后的证据表明我们的假设是正确的。

损害和多样性

你的肠道在身体其他部位和帮助消化食物并保持清洁的微生物之间，建立了一种强大的共生关系。不要把生活在你体内和表面的所有细菌都视为入侵者，而应视作你身体的有益延伸。打破这种平衡会造成体内功能失调的环境。

随着时间的推移，当致病微生物在体内积累时，它们会改变代谢过程和遗传活动，引发异常的免疫反应。新的研究似乎表明，自身免疫性疾病不仅通过 DNA 遗传给后代，还通过家族微生物的传播在家族中遗传[12]。正如你将在本书的第三部分中看到的那样，你可以重置你的微生物组，但首先你需要知道是什么因素损害了它，然后你可以努力修复和加强它。

失衡

科学家称体内的细菌失衡，特别是肠道中的细菌失衡，称为"菌群失调"。它会干扰你身体的正常工作流程，使你容易患上肥胖症、肠易激综合征，在某些情况下甚至会患上结直肠癌。越来越多的证据表明，菌群失调与糖尿病、纤维肌痛综合征、代谢性疾病、多发性硬化症、肌肉萎缩症、肥胖症、类风湿关节炎和其他疾病的增加之间存在明显联系。目前尚不清楚菌群失调是否促进了这些疾病的发展或与其前兆相关，但这种联系仍让代谢研究人员感到担忧。

许多因素都可能导致菌群失调，其中包括环境恶化。没错，你没看错。肠道微生物组多样性的缺乏将从全球范围开始，并最终影响个体。当栖息地、捕食者种群以及动植物的生物多样性全部减少时，生态退化就会发生。地球污染、砍伐热带雨林和建造露天购物中心都会降低生物多样性。由此产生的多米诺骨牌效应可以逆转进化，并将生命倒退到不那么复杂的稳定状态。科学家认为，宏观层面的破坏与微生物组中有益细菌的减少有关。

在过去几十年中，许多与免疫相关的疾病变得越来越普遍。这种发病率的上升首先发生在西方国家，最近蔓延到发展中国家。这些疾病包括过敏、炎症性肠病、代谢紊乱、1 型糖尿病、多发性硬化症和结直肠癌。

移民到西方国家的人，尤其是在 5 岁之前移居的人，更容易患上这类疾病，这表明早期环境风险因素的影响。世界上发生的事情可以反映在你体内发生的事情上。一个个体可以以积极和消极的方式影响另一个个体。改变世界可以改变你的健康，反之亦然。那么，在个人层面上，你如何做到这一点呢？尊重和保护当地的栖息地；不要让你的宠物破坏当地的生态；支持当地农场；购买有机食品；种植对传粉昆虫友好的植物；减少使用、循环使用、回收再利用；等等。

除了环境因素之外，引起菌群失调的其他原因包括不良饮食、广谱抗生素的使用、饮酒和不良的口腔卫生习惯。好消息是，在个人层面上，你可以通过健康饮食、谨慎地使用抗生素、避免使用含有三氯生或三氯卡班的抗菌产品、减少或停止酒精摄入以及注意口腔卫生来控制或改变大部分影响因素。这些做法都可以帮助逆转对微生物组的损害。

此外，并不是所有的菌群失调都是不好的。例如，粪便移植可以很好地治疗艰难梭状芽孢杆菌小肠结肠炎或 2 型糖尿病。医学的下一个重大突破可能在于理解人体内不同系统之间的未知联系以及试图控制相关的疾病。

益生元和益生菌

首先，需要说明一下术语。益生元通常是指富含纤维的食物，它有助于你现有的肠道微生物组茁壮成长。益生菌食品含有活性微生物，这些微生物是有益的细菌，有助于恢复微生物组的平衡。近年来，这两种物质都越来越受欢迎，被用于食品、药片甚至美容产品领域。但它们并不是一样的。

酸奶文化

诺贝尔医学奖获得者伊拉·梅契尼科夫提出，衰老是由肠道中的细菌毒素引起的，而产生乳酸的细菌可以减缓衰老过程。在 1905 年的一次演讲中，他将酸奶中的微生物与保加利亚人的长寿联系起来，立即引发了全球对酸奶需求的激增[13]。

益生菌可以通过取代潜在的有害细菌来改善你的健康。但这些好处仅适用于少数情况，而且益生菌市场几乎没有受到监管。它们不需要被证明有效就能销售，未得到严格的质量控制。包装好的益生菌不像天然食品那样有效，甚至有些益生菌可能会导致免疫系统较弱的人感染。

在 2016 年至 2017 年期间，美国食品药品监督管理局检查了 650 多家生产膳食补充剂的工厂，发现其中一半以上都存在违规行为。违规行为包括对产品纯度、强度甚至身份的担忧。这些工厂生产各种补充剂，包括益生菌和益生元 [14]。甚至一些益生菌补充剂含有额外的微生物，补充剂的污染被认为导致了 2014 年一名婴儿的死亡 [15]。

将益生元和益生菌纳入饮食中最好的方法是食用天然、有机的食物。

更好的生物制品

好的益生元食物：大蒜、洋葱、韭菜、芦笋、蒲公英叶、海藻。

好的益生菌食物：开菲尔 ①、活性酸奶、酸菜、豆豉、康普茶、泡菜、味噌汤。

性别和微生物组

从出生开始，你的激素就会影响你的微生物组。除非你改变了你的天然激素，否则它们会在你的一生中持续影响你的肠道微生物组。性激素有效地决定了你体内细菌的类型。在青春期，当性激素分泌旺盛时，男性和女性之间的微生物学差异也会显现出来。雌激素水平的变化促使女孩成为女人，而睾丸素水平的变化促使男孩成为男人。

一些疾病似乎没有性别特异性，但被诊断为临床抑郁症的女性人数多于男性。抑郁症患者的微生物组与未患抑郁症的人不同。一些胃肠道疾病，如肠易激综合征，女性患病的比例是男性的两倍。出生时被确定为男性的儿童更有可能被确诊为自闭症谱系障碍，你猜对了，他们的肠道细菌也不同。这些激素数量或比例的波动（激素在我们所有人身上都

①　开菲尔（Kefir）是以牛乳、羊乳或山羊乳为原料，添加含有乳酸菌和酵母菌的开菲尔端粒发酵剂，经发酵酿制而成的一种传统的酒精发酵乳饮料。

天然地存在）可以解释为什么女性比男性拥有更多样化、更多变的微生物组。此外，这些不同的微生物组可能也导致了男性和女性的免疫反应的不同。

如果这一切听起来有点儿过于复杂，那是因为事实确实如此。请继续读下去，因为生命和维持它的系统同样复杂。

采取行动

• 如果你已经有文身，请不要再增加新的文身，让你的免疫系统休息一段时间。如果你还没有文身，那就保持现状吧。

• 确保你已经接种最新的破伤风疫苗。

• 如果你家里有一个正在爬行年龄的婴儿，请让他 / 她在地板上探索（同时要注意窒息的危险）。

• 如果你没有大量出汗，可以每隔一天洗一次澡。

• 尊重和保护当地的栖息地，不要让你的宠物伤害当地的动物。

• 支持当地的农业，购买有机食品。

• 种植适合本地环境、对传粉昆虫友好的植物。

• 保持健康的饮食习惯，可以食用芦笋、蒲公英叶、大蒜、开菲尔、韭菜、泡菜、康普茶、味噌汤、洋葱、酱油、海藻、豆豉，以及含有活性菌的酸奶。

• 避免使用不必要的抗生素，以及含有三氯生或三氯卡班的抗菌产品。

• 听从牙医的建议，好好保护口腔健康。

4. 断裂基因：当系统出错时

人所拥有的任何东西，都可以被剥夺，唯独人性最后的自由 —— 也就是在任何境遇中选择自己态度和生活方式的自由，不能被剥夺。

—— 维克多·弗兰克尔《活出生命的意义》

在现代生活中，"忙碌"似乎很重要，直到你自己或你所爱的人生病。当你的身体系统出现故障时，你就会明白，没有什么比健康更重要。大多数情况下，你的免疫系统会正常工作，保护身体免受生物、污染物和化学物质的侵害，但并非总是如此。

一个基因链的断裂、一种严重疾病的发展或一个突发反应都会导致整个系统出现故障。免疫学家每天都在患有自身免疫性疾病和免疫缺陷的患者身上看到这种情况。虽然自身免疫性疾病通常被描述为是罕见的，但其实它们并不罕见。仅在美国，1 型糖尿病、甲状腺功能减退症和多发性硬化症就影响了 1 470 万至 2 350 万人，几乎占总人口的 10%。自身免疫性疾病包括 80 多种疾病，其中许多是慢性疾病和衰竭性疾病，如类风湿关节炎。

在新型冠状病毒出现之前，全球有超过 600 万人面临长期免疫缺陷的问题[16]。随着医生对"新冠后综合征①"的了解越来越多，这些数字可能会继续上升。医学界已经发现，在感染影响免疫系统的新冠病毒后，免疫系统问题也会有所增加。缺陷是由免疫系统受损引起的，免疫缺陷会使你容易受到新的感染，并增加患上自身免疫性疾病、癌症和其他疾病的风险。在自身免疫性疾病中，免疫系统会攻击自己。你的系统越强大，攻击就越强。这就是为什么你需要增强和优化免疫力的原因。

自身免疫性疾病

当免疫系统攻击自身组织中的蛋白质时，就会发生自身免疫。对于自身患有免疫性疾病的人，他们身体的早期预警系统可能会失效，或者他们的免疫细胞可能会失灵。并非所有的免疫疾病都是由遗传原因引起的，也并非所有的自身免疫性疾病都是同样的。一些遗传因素可能是这些疾病的潜在原因，但它们并不总是主要原因。一些自身免疫性疾病是由感染引起的，另一些则是由接触化学物质或饮食选择引起的。由于这些原因，许多人在未来的生活中可能会患上免疫系统疾病。这些疾病不会因年龄、种族、收入或名人地位而有所不同。对于一些自身免疫性疾病来说，控制起来相对容易。然而，对于另一些，则需要斗争一生。

世间的一切，包括你呼吸的空气、你摄入的食物和水、你使用的个人卫生用品，以及你周围的环境，都会影响你现在和未来的健康。当你的身体接触过多的化学物质或你的微生物组变得不平衡时，你的防御系统可能会发生故障，从而导致你可能会面临本章讨论的许多问题。在过去的 30 年中，美国诊断出的自身免疫性疾病的病例数量翻了一番[17]。研

---

① "新冠后综合征"（Long COVID）指的是新型冠状病毒感染后出现的持续症状和并发症，这些症状在疾病恢复后持续存在或出现新的问题，一些患者可能会经历疲劳、气短、关节疼痛和心理健康问题等长期症状。

究人员指出了一些特定的化学物质，包括汞、杀虫剂和香烟。许多社会经济因素也与这种增加有关，包括长期过度接触微塑料、铅、砷和其他有害的化学物质。

2007 年发表的一项研究展示了接触化学品会如何影响免疫系统并导致疾病的一个悲惨的例子。该研究调查了新墨西哥州霍布斯市里，一个建在废弃油田顶部的住宅小区中狼疮病例数量激增的情况[18]。该油田于 1967 年关闭，开发商于 1976 年建造了这个小区，并从 2000 年以来一直在进行修复工作。该石油公司安装了蒸汽回收系统和油罐组，以减少储罐蒸汽的排放。然而，住在 6 个街区范围内的居民经常闻到空气中有臭鸡蛋气味，甚至从院子里发现渗出的黑油。这一地区的狼疮病例数比一般人群的病例数高 30 至 99 倍[19]。

四分之一的研究参与者的血液中检测到了降植烷、植烷或降植烷酸等化学物质。所有血液中含有这些化学物质的人都患有免疫系统疾病。当研究人员分析他们的血液样本时，他们注意到 B 细胞和自然杀伤细胞的数量存在显著差异。这个社区不仅狼疮病例数量高于正常水平，居民也患有更多的神经、心血管、呼吸和胃肠道问题。所有这些问题都源于 40 年前的遗留问题。这些数据强调了限制接触有害化学物质的重要性。

医生尚未发现化学物质导致自身免疫性疾病的确切机制，但两者之间的联系非常明显[20]。毒素会导致身体的警告系统发生故障并使其处于高度戒备状态。当这种情况发生时，免疫系统会瞄准被化学物质污染的细胞，从而引发自身免疫反应。在新墨西哥州霍布斯市的研究中，居民每天呼吸的空气和孩子玩耍的院子里都含有这些化学物质。多年来，居民每次喝水或割草都会接触到这些化学物质。

还有一个我自己生活中的例子。一个星期天，一个朋友在惊慌中给我打电话。她早上醒来发现枕头上有一团头发，而且在她洗澡时，又掉了很多头发。她更喜欢天然食品而不是加工或包装后的，而且肉食吃得也不多。她近期没有做过任何手术或住院治疗，但她最近感觉"很不一样"。虽然她的健康状况在几个月前还很好，但随后出现了一些奇怪的症状。她只喝了一杯黑比诺红酒后就醉了。她的头发从来没有经过化学处理，但变得干枯且脆弱。她还会无缘无故感到恶心和头晕，断断续续地咳嗽，几乎像是出现了新的过敏反应一样，但她以前从未得过支气管炎。她抱怨全身皮肤干燥，并伴有轻微焦虑。

我建议她去看一位值得信赖的免疫学家。虽然她不符合红斑狼疮的传统诊断标准，但仍需要进行额外的检查。她看了一位风湿病专家、一位过敏症专家，甚至还看了妇科医生。在那次全面的医疗检查之后，她感到比以往任何时候都更加困惑。专家没有排除她有自身免疫性疾病的可能性，但也没有证实这一点。哪怕她的每种炎症标志物都呈阳性。

事实上，她的健康问题早在她打电话给我之前的 6 个月就开始了，当时她搬进了新房子。随后，她对水进行了检测，发现其中含有 20 多种致癌化学物质。每次她喝水、做饭、刷牙、洗澡或洗头时，这些化学物质都会进入她的身体。她的新家距一家炼油厂只有几英里远。显然，她并没有自身免疫性疾病，而是喝到了有毒的水。

就像我跟朋友解释的那样，当免疫系统攻击身体内健康的组织时，就会产生炎症。这种炎症会导致关节和皮肤问题，甚至会导致器官衰竭，以及疼痛、疲劳和其他非特异性症状。许多自身免疫性疾病的症状与其他疾病非常相似，以至于很多人长期被误诊。最近的研究表明，在美国需要花费 4 年多的时间和将近 5 次就诊才能获得正确的自身免疫性疾病诊断[21]。

自身免疫性疾病的变异性非常大，即使是对专家来说，除非他们每天都在处理这些疾病，否则很难正确识别它们。但是，即便如此，这也是一条充满挑战的道路。实验室测试、临床评估和一系列检查有助于区分自身免疫性疾病和其他疾病。虽然常见的自身抗体测试很有用，但如果操作不当，可能会导致更多的困惑。

化学物质中毒并不是导致自身免疫性疾病的唯一原因。微生物组失衡也会对你的肠道造成损害，而肠道通常会阻止大多数病原体入侵，于是形成一个恶性循环：当接触有毒化学物质时，受损的肠道会随着接触的持续而变得虚弱和低效（无法阻止病原体入侵）。

自身免疫性疾病患者有多种治疗选择，包括药物和膳食的改变。越来越多的研究证明，饮食确实可以帮助调节炎症和自身免疫反应。许多疾病，包括高血压、心血管综合征和中风，都与摄入过量的盐和多不饱和脂肪酸（PUFA）密切相关[22]。多年以来，医学和营养界一直建议人们避免饱和脂肪的摄入，选择摄入不饱和脂肪，这是一个很好的建议，但更应该要完全避免使用非动物脂肪，选择使用易于加工的动物脂肪。

最近的研究表明，肠道微生物组在多种疾病中发挥着重要作用，包括1型糖尿病、肠易激综合征和肥胖症。肠道微生物组也可能影响中枢神经系统疾病，如多发性硬化症[23]。这些微生物不仅影响肠道环境，还通过改变促炎细胞和抗炎细胞的平衡来影响身体的整体免疫反应。如患有自身免疫性疾病，饮食调整可能是最有前途的治疗策略。

自身免疫性病症

自身免疫性疾病导致防御细胞对正常功能的细胞做出异常地反应，从而可能损害身体的组织或系统。这些疾病通常是慢性的、全身性的，甚至可能很严重。科学家尚未完全理解导致免疫系统失调并破坏自身组织的原因。尽管我已经研究了十多年，但仍然存在更多的问题而非答案，因为每个自身免疫性疾病患者的病情都独具特点。

许多知名人士公开分享了他们自身免疫性疾病的细节。印象派绘画大师皮埃尔·奥古斯特·雷诺阿是最早被详细记录的类风湿关节炎患者之一。这种疾病导致他在生命的最后 20 年里只能坐在轮椅上。尽管如此，他仍然将画笔绑在手上，坚持在痛苦中创作。近年来，演员塔图姆·奥尼尔和凯瑟琳·特纳等人也公开了他们与类风湿关节炎的斗争，这种疾病常常使他们痛苦不堪、筋疲力尽。同时，歌星 Lady Gaga 也一直在与狼疮这一自身免疫性疾病进行抗争。

并非一切都是遗传的

一位世界知名的皮肤科医生曾经诊断我患有银屑病，这是一种自身免疫性疾病，他坚称我的病是遗传性的，我无法改变这一事实。虽然银屑病确实会在家族中遗传，但我拒绝接受他的悲观预测。相反，我戒烟后疾病完全消失了。后来的研究也揭示了吸烟与银屑病之间的关联[24]。并非所有疾病都是遗传性的，有些是源于生活方式的选择。这为戒烟或不吸烟提供了新的理由。

接下来，我们将探讨一些更常见的疾病，以及那些通过自己的影响力吸引人们关注这些疾病的名人。

狼疮

像许多自身免疫性疾病一样，狼疮是一种难以定义和诊断的疾病。它的症状模糊多变，可以突然出现和消失，症状的严重程度从轻微不适到死亡。研究人员尚未发现导致该疾病的任何单个或一组基因。当它在没有病史的家庭中出现时，我们并不知道原因。此外，狼疮的病例也不尽相同。当抵抗感染的抗原攻击人体自身组织时，这种疾病就会产生。

大约 90% 的狼疮确诊患者为女性，特别是 15~45 岁之间的女性。非洲裔美国人、西班牙裔美国人和亚裔美国人更容易患狼疮，尤其是有色人种女性。非洲裔美国女性患狼疮的风险是白人女性的 3 倍多。该疾病在非洲裔美国人中比在西非人中更常见，这表明社会、饮食和环境因素在该疾病的发展中发挥了至关重要的作用。

有些人更容易患上狼疮，如感染、某些药物和阳光等都可能引发狼疮。遗传因素、社会环境、饮食、化学物质和环境的复杂组合也可能导致或诱发疾病，但我们还没有完全了解其中的机制。接触杀虫剂会增加患狼疮的风险。具有遗传倾向的人如果接触到触发因素，如食物、药物或化学物质，可能会引发该疾病。但在大多数情况下，仍不清楚根本原因。阳光暴露可能会让已经患有该疾病的人再次发病，但我们不确定阳光本身是罪魁祸首，还是因为先前接触过化学物质而影响了病情。

大多数狼疮患者都有轻微的症状，症状会在一段时间内恶化，然后才会好转或完全消失。最明显的症状是面部皮疹，看起来像蝴蝶翅膀展开在双颊上。这种皮疹发生在许多但并非所有病例中。其他症状可能包括呼吸困难、胸痛、手指和脚趾变色、眼睛干涩、水肿、发热、脱发、关节痛、损伤和其他皮疹。肾脏、心脏、肺部、血管和大脑的炎症会随着疾病的进展出现越来越严重的症状。患者常感疲劳。狼疮会影响中枢神经系统和大脑，导致记忆力问题、头痛、头晕、行为改变、视力问题，甚至中风或癫痫。它还会影响血管。许多患者患有贫血，出血和凝血的风险增加。受影响的血管会减少对骨骼的血液供应，从而导致骨折，最终导致骨骼塌陷。狼疮尤其会对肾脏造成损害，肾功能衰竭是患者最常见的死亡原因。

屡获殊荣的新闻播音员查尔斯·库拉尔特在退休两年后死于该疾病。歌星 Lady Gaga 在 2010 年透露"狼疮是家族的遗传病"，引起全球关注[25]。其他歌手，如宝拉·阿卜杜勒、赛琳娜·戈麦斯和西尔，也公开了他们的患病经历，以提高人们对该疾病的认识，为研究筹集资金。

狼疮患者的胸腔内膜更容易发炎，这可能导致呼吸困难。此外，该疾病对血管的影响增加了心血管疾病和心脏病发作的概率。患者受到感染和患癌症的风险也更高。医生建议患有狼疮的女性推迟怀孕，直到疾病得到控制后至少 6 个月，因为病情发作期间流产的可能性很大。

目前尚没有治愈狼疮的方法，但治疗可以帮助控制症状。

多发性硬化症

大脑和脊髓中的神经细胞有一层脂肪保护层，称为髓鞘，类似于保护电线的绝缘层。免疫系统故障会破坏脂肪层，导致多发性硬化症 (MS)。如果保护鞘受损暴露了神经纤维，沿着这些"电线"传输的信号可能会变慢或完全停止。这个过程称为脱髓鞘化，它会导致逐渐瘫痪，这具体取决于中枢神经系统中有多少细胞受到损伤。

维生素 D 水平低、阳光照射不足和吸烟与多发性硬化症和许多其他神经退行性疾病有关。如果你已经患有一种自身免疫性疾病，如甲状腺疾病、恶性贫血、银屑病、1 型糖尿病或炎症性肠病，则你患多发性硬化症的风险将会略高。在大多数情况下，遗传因素只占诊断参考的一小部分。其他因素，如接触外源性物质（对身体有害的化学物质，包括杀虫剂），在导致这种疾病中起着更重要的作用。

由于发达国家自身免疫性疾病的患病率不断上升，关于饮食诱因的多种理论如雨后春笋般涌现。例如，在过去多发性硬化症发病率较低的日本，确诊数有所上升。一些研究表明，许多传统种植的咖啡豆含有有害健康的污染物，这些污染物不仅会导致短期症状，如疲劳、虚弱和脑雾（难以集中注意力、意识模糊或迷失方向），还会导致长期的健康问题，如癌症和神经退行性疾病，包括多发性硬化症[26]。

只有 3% 的商业咖啡豆是有机种植的，意味着 97% 的咖啡豆会用农药和化学物质处理。咖啡作物主要来自巴西、哥伦比亚、埃塞俄比亚和其他不发达国家，这些国家的杀虫剂和化学品的使用通常不受监管。一些生产商使用美国和欧洲禁止使用的化学物质来处理他们的咖啡树。长期以来专家一直认为烘焙过程会破坏杀虫剂残留，但新的研究表明这些化学物质可以渗透到绿色咖啡豆中。因此，烘焙通常无法消除污染，煮好的咖啡中仍会有农药残留。

在多发性硬化症的早期阶段，炎症会入侵大脑、视神经和脊髓，影响一个人的运动和行走能力。症状和体征会因人而异，这取决于受影响的神经组织。患者会感到一个或多个肢体麻木或无力，通常只发生在身体的一侧。某些颈部运动，特别是颈部向前弯曲，会引起电击感（称为莱尔米特征）。患者可能会感到协调能力缺乏、颤抖和步态不稳。他们可能会有视力问题，如长期复视或视力模糊。他们在眼睛移动时经常会感到疼痛，并且可能会出现部分或完全的视力丧失，通常一次只有一只眼睛受到影响。他们还可能出现言语不清、疲劳、头晕、身体各部位刺痛或疼痛，以及性功能、肠道或膀胱功能障碍。

多发性硬化症影响了全球超过 200 万人，其中包括克里斯蒂娜·艾伯盖特、塞尔玛·布莱尔和尼尔·卡武托等名人。他们和其他患者公开谈论了他们的诊断结果，使我们更容易了解和理解这种疾病。该病通常发生在 20~40 岁之间，对女性的影响是男性的 2~3 倍。最近的研究表明，导致单核细胞增多症（通常缩写为"mono"，也被称为腺热或接吻病）的 EB 病毒也在该疾病的发展中起着重要作用[28]。

在多发性硬化症中，患者会经历缓解和复发的循环。缓解期可能持续几个月甚至几年，而复发期可能持续几天或几周，然后部分或完全改善。然而，这是一种进行性疾病，这意味着它会逐渐恶化。迄今为止，尚未发现治愈该病的方法，尽管研究人员正在努力确定触发因素和生物标志物，以此作为制定预防和其他治疗方案的基础。

类风湿关节炎

在类风湿关节炎中，免疫系统会攻击关节，导致周围组织受到损伤，影响骨骼和其他相关组织。该疾病可以在家族中遗传，因此患病的风险因素包括遗传和生活方式，特别是吸烟。具有讽刺意味的是，饮酒与患类风湿关节炎的概率成反比[29]，但过量饮酒会增加女性患银屑病性关节炎的风险，当然过度饮酒还会导致许多其他致命疾病。全球超过 2 500 万人患有该疾病，女性的患病率是男性的两倍多，通常在中年发病。

该慢性病会引发疼痛且削弱身心，对患者的余生造成严重困扰。急性发作通常会在疾病缓解期之前发生。在大多数情况下，疾病会持续恶化，经常导致几乎是全身性损伤。该疾病可以缩短一个人 10 年的预期寿命，而且病例数每年都在增加[30]。一些公众人物如格伦·弗雷、塔图姆·奥尼尔、凯瑟琳·特纳和艾达·图尔图罗等人都公开分享了他们的诊断结果，这使全世界更了解和关注这种疾病。

由于治疗这种疾病的难度大，最好的行动方案侧重于预防。根据几项研究，定期进行体育锻炼可以降低病情复发的可能性。目前缺乏重大临床研究来评估生活习惯对类风湿关节炎的影响，但研究人员普遍认为，保持健康的饮食习惯和避免接触化学物质（包括微塑料的吸收）可以极大地改善症状和病情的严重程度。

抗炎药物和免疫调节剂主要用于治疗这种疾病，但成功地将症状缓解通常需要药物治疗和行为改变的结合。在以缓解症状为目标的同时，防止关节进一步恶化、控制炎症、减轻疼痛、保持肌肉力量、肌肉功能和生活质量至关重要。

甲状腺炎

甲状腺能够产生多种激素，其中包括甲状腺球蛋白。此外，甲状腺还有上皮细胞，这些细胞可能会引发甲状腺炎的自身免疫反应。在这种疾病中，免疫系统会像攻击异物一样攻击甲状腺细胞，导致细胞损伤和死亡。当身体试图修复甲状腺时，腺体通常会扩张，导致甲状腺激素分泌减少。然而，甲状腺炎，即甲状腺肿胀或发炎，会导致甲状腺激素分泌过多或过少。直到1956年，欧内斯特·维特布斯基和诺埃尔·罗斯的开创性研究之后，科学家才完全了解这种症状，他们使用甲状腺提取物对兔子进行注射以重现这种疾病。黛博拉·多尼亚克和伊万·罗伊特后来发现了甲状腺球蛋白和甲状腺抗体。

由于甲状腺炎症状非常广泛，而且可能与其他多种疾病的症状相似，医生常常会误诊。此外，甲状腺炎的发展取决于同时发生的许多事件。目前尚不清楚这种疾病的发病机制，但遗传因素、社会环境、感染、压力、辐射暴露以及其他环境因素都可能引发发病。

如果你已经患有其他自身免疫性疾病，如类风湿关节炎、1型糖尿病、狼疮，或者唐氏综合征或特纳综合征，则更容易患上甲状腺炎。此外，甲状腺炎最常见于中年妇女，这可能是由于怀孕期间免疫功能的变化。碘摄入不足和暴露在高水平的辐射下也可能引发甲状腺炎。

在美国，每50个人中就有1人受到甲状腺球蛋白过少引起甲状腺功能减退的影响，其中大多数是女性。甲状腺功能减退可能导致皮肤干燥、眼睛肿胀、头发和指甲变脆以及持续感到寒冷等。每100个人中就有1人受到甲状腺功能亢进（甲状腺激素过多）的影响，其表现为体重减轻、心率加快和神经兴奋性增加。

希拉里·克林顿、米西·埃利奥特、吉吉·哈迪德、佐伊·索尔达娜、伯尼·桑德斯、索菲亚·维加拉和奥普拉·温弗瑞都患有某种形式的甲状腺疾病，其中包括甲状腺炎。内分泌学家通常采用药物治疗或甲状腺替代疗法来治疗这些疾病。

1 型糖尿病

在这种疾病中，T 细胞会攻击并破坏胰腺中产生胰岛素的 β 细胞。胰岛素是一种将葡萄糖（血糖）从血液输送到细胞以供应能量的激素。最初，医生认为只有儿童会患上这种类型的糖尿病，并且只有这种类型的疾病才需要胰岛素治疗，因此它曾被称为青少年糖尿病或胰岛素依赖型糖尿病。但是现在我们知道，成年人也可能会患上 1 型糖尿病，而晚期 2 型糖尿病患者也可能需要胰岛素。1 型糖尿病仅占所有糖尿病诊断的 5%。

这个过程可能会在体内持续数年而不为人知，这意味着你可能认识一些尚未被诊断出患有这种糖尿病的人。通过细胞分裂或新生，β 细胞可以进行重组，但随着时间的推移，破坏的数量会超过了补充的数量。当 β 细胞数量下降约 80% 时，身体就无法产生足够的胰岛素，血糖水平就会升高，就会发展临床糖尿病。如果血糖达到不安全的水平，患者需要注射胰岛素来重新平衡身体。

有一级亲属（母亲、父亲、兄弟、姐妹）患有 1 型糖尿病的人，患病的可能性是其他人的 15 倍。有二级亲属（姑姑、叔叔、堂兄）患有 1 型糖尿病的人，患病的可能性是其他人的 2 倍。具有家族史是一个很大的风险因素，但大约 85% 的患者没有已知的家族病史。医生通常会在儿童和青少年中诊断这种疾病。在美国，白人比有色人种更有可能患 1 型糖尿病。患病的儿童通常比患病的成年人需要更早、更频繁地使用胰岛素治疗，其原因尚不清楚。

研究人员正在调查各种被认为会引发 1 型糖尿病病发的因素。它可能是由胰腺损伤或切除，或病毒感染，如麻疹或脊髓灰质炎所引起的。

科学家正在研究可能的触发因素，如牛奶蛋白、缺乏维生素 D 和 ω-3 脂肪酸，并研究这种疾病与病毒感染、肥胖、心理社会压力和肠道微生物组的关系。新的研究表明，1 型糖尿病患者的肥胖增长速度快于普通人群，大约一半的患者被认为超重或肥胖[31]。

美国最高法院助理法官索尼娅·索托马约尔在 7 岁时被诊断出患有 1 型糖尿病。她是第一个在法庭上公开诊断结果的人。她定期测量血糖水平，小心注射胰岛素，始终随身携带葡萄糖片。她和其他患者通过良好的饮食、环境和健康的选择成功控制了病情。

早期的基因筛查可以确定哪些人患 1 型糖尿病的风险较高。有了这些知识，医生可以更快地采取行动，以保护 β 细胞免受攻击。对于那些已经患有这种疾病的人，研究人员正在尝试开发可以诱使免疫系统不攻击或不破坏产生胰岛素的 β 细胞的药物。

采取行动

- 进行水质测试，以确保你的饮用水质量符合安全标准。

- 如果你经常饮用咖啡，请选择有机咖啡以避免摄入农药和其他有害物质。

- 了解你家族的遗传史，确定是否有近亲患有或曾经患有任何类型的自身免疫性疾病。

- 进行基因健康测试，查看你是否存在某些疾病的生物学风险。

- 如果你有患上某种障碍或疾病的风险，请与你的医生讨论你可以采取的预防措施，包括生活方式的选择。

- 如果你已经患有自身免疫性疾病，请告知你的亲属，以便他们能够做出明智的健康决策，同时也要为自己的健康采取必要的预防措施。

5. 与病毒长期共存

金银财宝不是真正的财富，健康才是。

———圣雄甘地

　　患有自身免疫性疾病时，你的身体会错误地攻击自身健康的细胞、组织和器官。当你的免疫系统受损时，就会出现免疫缺陷。最广为人知的长期免疫缺陷是由人类免疫缺陷病毒（HIV，又称艾滋病病毒）感染引起的，如果不及时使用药物，就会导致艾滋病。然而，长期以来，我们与许多病毒共存。有些病毒，如 1 型疱疹病毒，很少引起实质性问题，而有些病毒，包括水痘带状疱疹病毒，可能会令患者在晚年感到困扰。非典型冠状病毒导致了 2002 年致命流行病（SARS-CoV-1[①]）和 2019 年疫情（SARS-CoV-2[②]），科学家正在努力了解"新冠后综合征"，这是一种身体在几个月甚至几年内，为持续应对新型冠状病毒感染所做出反应的情况。

　　病毒是地球上最常见的生物实体，它影响着生态系统的动态，是遗传多样性的主要来源。感染人类并导致疾病的病毒只占整体病毒数量的一小

[①] SARS-CoV-1，指 SARS 病毒，由该病毒引起的疾病命名为严重急性呼吸综合征（非典型肺炎）。

[②] SARS-CoV-2，指新冠病毒，由该病毒引起的疾病命名为新型冠状病毒感染（COVID-19），反映了与 SARS 病毒之间的遗传和相似性。

部分，不到 0.1%。大多数病毒对你无害，有些甚至具有有益的特性，比如训练你的免疫系统。你的身体会征服并根除一些病毒，而另一些病毒则在你的体内余留终生。病毒学家和免疫学家将这种病毒在你感觉好转后持续存在数月或数年的能力称为"持久性"。一些持久性病毒可能会潜伏，这意味着它们会处于休眠状态，并在未来重新出现，有时甚至是几十年后。

现在，让我们来看看一些与我们共存的常见病毒。

水痘 / 带状疱疹

水痘带状疱疹病毒（VZV）可以引起水痘和带状疱疹。在 20 世纪 80 年代的亚洲，以及在 1995 年美国广泛引入水痘疫苗之前，许多人在童年时期感染过这种病毒。对于那些在儿童时期感染过水痘病毒的人来说，该病毒会终生潜伏在体内，通常储存于脊柱两侧的神经细胞中。随着年龄增长或免疫系统受到急性胃病等因素的影响，该病毒可能会被重新激活，并引发带状疱疹。这是一种伴有疼痛的皮疹，可以在全身扩散。大多数带状疱疹只会发作一次，但有些人可能会多次感染。直接接触疱液的人可能会将病毒传染给从未患过水痘或未接种过疫苗的人。在这种情况下，接受者将患上水痘而非带状疱疹，但他们在日后的生活中可能会感染带状疱疹。如果你患有带状疱疹，请穿宽松的衣物以完全遮盖皮疹。病毒在水泡出现之前或结痂之后不会传播，但仍需谨慎行事，避免与他人进行肌肤接触。

疱疹

单纯疱疹病毒 (HSV) 是一种在世界各地常见的传染病毒，分为两种类型。HSV-1 主要导致口腔内或嘴部周围感染，通常以唇疱疹的形式出现，有时被称为发热水泡。然而，它也可以在口腔和生殖器之间传播。

HSV-2 是一种性传播疾病 (STD)，会导致生殖器疱疹。大多数感染者没有明显的症状，这使得病毒容易传播。目前，研究人员正在致力于疫苗和局部抗菌剂等预防和控制策略的研究。

艾滋病病毒

作为一种潜伏病毒的典型案例，艾滋病病毒（HIV）将其基因组插入到 T 细胞和巨噬细胞的 DNA 中，这两种细胞都是免疫系统的一部分。这种隐蔽的机制使得免疫系统难以察觉。每当宿主细胞进行分裂时，病毒就会传播，这对于病毒来说是一种聪明的策略，但对患者来说并非有利。HIV 可以潜伏多年，如果不进行治疗，可能会在初次感染后多年才引发获得性免疫缺陷综合征（AIDS，又称艾滋病）。

在非典型冠状病毒出现之前，艾滋病是我们大多数人曾经面临的最为严重的流行病。当科学家在 1981 年发现艾滋病时，他们并不知道是什么导致了免疫系统的紊乱。两年后，研究者才将其与破坏免疫系统的 HIV 联系起来。如果不加以控制，该病毒会削弱患者对细菌、真菌和其他病毒感染的抵抗能力。自 20 世纪 80 年代以来，对 HIV-AIDS 的研究取得了巨大的进展。新预防干预措施（如治疗即预防，简称 TasP）使得携带病毒的人能够过上长期正常的生活，帮助其他人（使用暴露前预防［简称 PrEp］的人）在第一时间避免感染。

LGBT+ ① 健康

1981 年 6 月，同性恋医学协会在旧金山召开了首次会议，那是我出

---

① LGBT+ 一般指代少数群体，是 L（Lesbian，女同性恋），G（Gay，男同性恋），B（Bisexual，双性恋），T（Transgender，跨性别者）等的简称。加号"+"代表其他未被涵盖的性身份，包括泛性恋等。

生的前一年，也是在这个城市我写的这本书。正是在那个月，美国疾病预防控制中心报告了第一例后来被称为艾滋病的病例。自那时起，科学界和整个世界都经历了巨大的变化，也获得了许多新认识。如今，暴露前预防药物可以预防 HIV 传播，TasP 可以将病毒水平降至实验室无法检测到的程度，使携带病毒的人能够过上健康长寿的生活。

然而，令人遗憾的是，社会上仍然存在着歧视和无知的观念，这些观念可能导致可预见的和意想不到的伤害。不使用避孕套进行肛交是风险最高的性行为方式之一。在过去的 10 年中，美国的 HIV 感染率基本保持稳定，但男男性行为者（MSM）仍然是最常被诊断为 HIV 感染的人群。在美国，跨性别者和有色人种感染 HIV 的比例高于其他群体。历史表明，男同性恋社区是 HIV 传播的起源，但在某些社区中，异性恋者被诊断为 HIV 感染的比例高于男同性恋和双性恋者。根据英国卫生安全局 2022 年的报告，2020 年在英格兰，新诊断为 HIV 感染的异性恋者（49%）首次超过了新诊断为 HIV 感染的男同性恋和双性恋男性（45%）。病毒并不区别对待任何人。

性别指定①、性别身份、性别表现，以及性取向、欲望和行为，这些复杂和重叠的概念对于如何定义 LGBT+ 群体也造成了困难。目前很少有研究关注 LGBT+ 人群患疾病的风险因素，如耻辱感、激素治疗和更频繁的性互动，这些因素可能会增加性传播感染 (STIs) 或疾病的潜在风险。关于跨性别者的数据特别稀少。与此同时，社会、医学和法律对性别认同和性取向问题的态度仍然使为这些人群提供适当的医疗保健成为一场艰苦的战斗。

并非所有与其他男性发生性关系的男性都会公开这一事实，尤其是那些已与女性结婚或在其他方面不愿或不舒服向他人透露自己性取向的

---

① 性别指定，是基于出生时的性别登记，参考了性的生物指标，包含了染色体以及生殖器的形态。

人。因此，事实证明很难避免将自我认同作为某些疫苗推广的指标或标准。自我认同对于一般政策来说仍然过于个人化，依赖自我认同可能会使难以获得认可的人感到羞耻，从而阻止他们使用暴露前预防药物或接种猴痘等其他疾病的疫苗。当猴痘疫情首次出现时，最初在男男性行为者群体中传播，因此在评论第一批受这种疾病影响的人群时，我们应该谨慎行事，避免引起耻辱感，从而阻止人们寻求帮助。我们应该明白，这种病毒很快就会传播到更广泛的人群中。

每个人都可以从疾病预防中受益，比如环境法规、涉水卫生、营养计划、免疫计划、健康教育、尼古丁戒除计划等，但 LGBT+ 人群有时需要更深思熟虑和有细微差别的具有针对性的方法。在任何医疗环境中，有效的语言和沟通构成了以患者为中心的最高水平护理的基石。一位好医生应该以不带偏见、符合文化的方式与患者进行交流，这种能力对于任何有意义的人际互动都至关重要，尤其是对于这些社区人群。

对于 LGBT+ 人群，政府和医疗政策的改善、社会因素和疾病预防计划的改进将最大限度地改善免疫保护和整体健康状况。每个有性活动的人都面临着性传播感染的风险，但无论身份、性取向或表达方式如何，男男性行为者和女女性行为者感染特定性传播疾病（包括艾滋病病毒和肝炎）的风险都会增加。所有新的甲型肝炎诊断病例中有近 10% 都涉及男男性行为者，因此所有男男性行为者都应该接受甲型和乙型肝炎疫苗接种。

如今，所有青少年都必须决定是否与父母或医疗人员讨论暴露前预防艾滋病病毒的问题。许多青少年在了解自己的过程中可能存在困惑或不愿意与父母谈论性生活，特别是当他们有自己的性生活时。如果你是青少年的父母或看护人，请在适当的年龄开始对话，定期与您的孩子保持沟通。请记住，疾病和感染不会歧视任何人，无知才会造成伤害。与其过晚，不如尽早开始谈话。

人乳头瘤病毒

人乳头瘤病毒（HPV）是一类以数字表示的病毒家族，通常通过性接触传播。许多人感染 HPV 时没有任何症状，并且 90% 的病毒会在 2 年内被身体清除。其中一些感染，特别是 1、6 和 11 型 HPV 感染可能导致小型良性肿瘤，被称为乳头瘤或疣。然而，一些乳头瘤，特别是由 16 和 18 型 HPV 引起的乳头瘤，可导致女性和男性生殖器癌。这些病毒只在表皮组织的基底层复制，如皮肤、生殖器、肛门、口腔或呼吸道的黏膜上。1 型 HPV 感染主要发生在脚底，而 2 型 HPV 感染主要发生在手掌上。迄今为止，已经开发出 3 种人乳头瘤病毒疫苗（在美国只有一种），用于预防 HPV 引起的癌症。然而，这些疫苗仅适用于特定年龄段：在 11 或 12 岁至 27 岁之前接种。

SARS 冠状病毒（SARS-Cov）

冠状病毒得名于其带有冠状结构的分子，这是一类感染多种动物的 RNA 病毒家族。众所周知，普通感冒中的 4 种冠状病毒比较常见。2002 年，SARS-CoV-1 引发了 SARS 大流行，而 2019 年，SARS-CoV-2 引发了新型冠状病毒感染。正如我们最近所见，这种病毒可能引发不同患者之间的极端的不同反应，其中一些反应是由患者自身免疫系统所导致的。

然而，强大的免疫系统并不总是一件好事。在某些情况下，它可能成为负担。这就是 1918 年的流感大流行和 2019 年的新型冠状病毒感染对一些原本健康的人来说是如此致命的原因。一些患者在短暂好转后病情突然恶化；一些幸存者需要数月才能完全康复；而另一些人则需要面临长期的免疫挑战。优化的免疫系统将为现在和将来提供最佳的防御，因为它用强大的工具武装身体，以击败试图入侵的感染和疾病。

当身体面临病毒威胁时，免疫细胞和炎症细胞会被激活。正如我们所见，炎症是免疫系统的一种生物学反应，可以由细菌、食物、毒素、合成材料、病毒和其他因素引起。由于免疫反应，身体中的每个主要器官和各种系统都可能经历严重或慢性炎症。受损细胞反过来又会激活更多的炎症反应。当这种机制失去控制时，就会引发一种全身性的、危及生命的反应，被称为细胞因子风暴。如果身体无法对抗或平衡自身的细胞因子风暴，身体就会崩溃，患者就会死亡。

细胞因子风暴

对于任何医生而言，细胞因子风暴综合征（CSS）都是最令人恐惧的临床情况。当身体无法将细胞因子风暴局限在一个区域时，炎症反应会扩散到其他器官，导致多器官功能衰竭。正如我们在第一章中所了解的，细胞因子具有许多功能。它们有助于产生抗体，吸引其他免疫细胞，促使血液更容易凝结，调节身体的炎症反应。没错，有些细胞因子会引起炎症反应，而有些细胞因子则会抑制炎症。在细胞因子风暴综合征中，炎症因子的数量超过了抗炎因子，并在体内形成了一种"风暴"。各种自身免疫性疾病、癌症、病原体，甚至治疗方法都可能导致这种过度激活。

许多 CSS 患者最终会出现多器官功能衰竭，这在医学上被描述为濒死状态。如果你曾见过某人惊恐发作，你就知道让一个人平静下来需要付出多大的努力。现在想象一下，全身各个系统都处于惊恐状态，没有一个系统能够正常运作。这种现象最早出现在 1952 年的医学文献中，但直到 20 世纪 70 年代中期，只有少数出版物提及它。来自不同领域的研究人员对其进行研究，产生了不同的命名和描述，但这并没有帮助。由于它会影响身体的不同部位，因此需要不同临床医生的关注，包括传染病专家和肿瘤学家，但医生很难就诊断标准达成一致。医生越早识别、诊断和治疗 CSS, 结果就越好。然而, 由于 CSS 具有太多的诱发因素, 并且在身体的多个系统中同时发生, 医生常常会误诊, 甚至在诊断时无法识别它, 导致治疗无效。

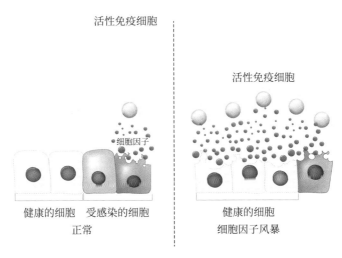

图 1-7　细胞因子风暴

然而, 就像生活中许多其他领域一样, 2019 年的新型冠状病毒感染改变了这种情况。新冠病毒引起的细胞因子风暴综合征的病例增加, 重新引起了人们对这种疾病的关注。在新型冠状病毒出现之前, 细胞因子风暴综合征最常见的诱因之一是流感。医学历史学家认为, 细胞因子风暴综合征对 1918 年流感大流行期间的全球 5 000 万人死亡负有主要责任。至今我们仍不了解导致 2019 年新型冠状病毒比其他病毒更可能引发细胞因子风暴综合征的原因 [32]。

早期发热是 CSS 最早的警告信号之一。除了初期感染外, 如果未能及早发现 CSS, 患者可能会发展成细胞因子风暴综合征和细菌性败血症, 这是一种危及生命的情况。治疗细胞因子风暴综合征的主要方法是通过抑制免疫系统来抑制炎症反应, 如使用化疗药物、淋巴细胞靶向药物和大剂量皮质类固醇。然而, 这些方法会增加继发感染的风险, 因此需要进行微妙的平衡。临床医生已经开始引入专门针对炎症细胞因子的生物制剂。随着药物的不断进步，以及个体化医疗方案的不断涌现，细胞因子风暴综合征的死亡率可能会大大降低。

新冠后综合征

即使是那些在病毒感染和潜在细胞因子风暴中幸存下来的人也并非完全是安全的。有些人的后续症状可能持续几天，而有些人可能在数周后仍然出现症状。在最糟糕的情况下，这些症状可能会持续数月甚至数年。欧洲早期的研究发现，87%的出院患者仍然有症状[33]。即使症状较轻且不需要住院治疗的患者，也可能患上新冠后综合征，又称"新型后遗症"或"长新冠"，对我们的健康、社会和未来构成多重挑战。疾病预防控制中心使用"长新冠"作为患者感染 SARS 冠状病毒后 4 周，或更长时间内经历的"新的、复发的或持续的健康问题"的总称。

作为立法者顾问和 Covid Act Now（一个设计和评估数据驱动的流行病学模型的非营利组织，其模型曾在白宫新闻发布会上展示）成员，我目睹了"长新冠"的影响。在疫情之前，我的朋友、同事、世界著名的肺癌专家和内科肿瘤学家吉尔伯托·洛佩斯，可以在不到 30 分钟的时间跑完 5 公里。然而，在疫情的最初几个月中，他感染了这种病毒。

他最初的症状很轻，表现为流鼻涕和喉咙疼痛，后来开始发烧。在接下来的 10 天里，他的体温达到了 102.8 华氏度（约 39.3 摄氏度），通过使用消炎药和休息来缓解症状。然而，即使在休息时，他也感到呼吸急促。他的医生开了地塞米松，这是一种强效皮质类固醇，但它并未减轻炎症反应。随着洛佩斯的血氧水平下降，他频繁地前往急诊室，最终被送往医院。他入院时出现了慢性头痛、精神错乱、脑雾和幻觉。

在接受瑞德西韦这种强效抗病毒药物和更强效的消炎药后，他终于感觉好多了。他是幸运的人，不必使用呼吸机，这是他最担心的。但在他的治疗经历中，他瘦了14磅（6.4千克）。出院后很长一段时间，他都很难恢复体重和体力。曾经轻松的跑步现在却不得不停下来大口喘息，并且他仍继续面临着脑雾问题。他的案例和数百万类似案例提供了实例证据，证明你不必非得不健康或感染最严重型的新冠病毒才会出现长期症状。

虽然数百万人已经从疾病中康复，但其症状可能会持续存在，因为该病毒会对人体的肺部、心脏和大脑造成损害，增加出现长期健康问题的可能性。研究人员仍在努力更全面地了解其潜在机制，他们认为"长新冠"有几个潜在原因：人体自身免疫反应造成的残留器官损伤；病毒残留在一个或多个器官中；有些人的免疫反应过度活跃。每天都有新的研究为这个谜题增添新的线索，但谜底仍未解开。只要人们继续感染这种已在全球范围内造成了超过600万人死亡的残酷病毒，我们就会看到更多"长新冠"病例的出现。

风险因素

慢性病和"长新冠"有许多共同的风险因素和起因，如高龄、糖尿病、吸烟、营养不良或肥胖、免疫抑制和高血压。其他因素也使问题更加复杂化，如急性和慢性症状发作之间的时间间隔；对新冠病毒感染后和重症监护病房住院后的病理学缺乏了解，有时会导致无法将这些点联系起来；危重病是否会导致新冠病毒感染后疾病或先前存在的病症使恢复力较低患者更严重这一"先有鸡还是先有蛋"的问题。以下是感染新冠病毒以及"长新冠"的4个已知风险因素：

1. 年龄。老年人感染传染病的风险更高，因为随着时间的推移，免疫力自然会下降。来自美国、加拿大、中国、意大利、日本、新加坡和韩国的数据显示，新冠病毒的易感性存在年龄差异。先前存在疾病或患有合并症在老年人群中更为普遍。他们更可能具有较弱的免疫防御力以及出现较高的炎症反应，这会导致感染并造成更严重的组织损伤。老年人具有更高水平的促炎细胞因子，这会导致细胞因子风暴的产生。

2. 性别。根据来自世界各地的疫情报告，男性占新冠病毒患者的绝大多数[34]。女性通常比男性更能抵抗感染。不同激素在炎症过程中的作用、特定细胞受体和分子的水平以及生活方式的差异（如吸烟和喝酒）可能使男性更容易感染新冠病毒。

3. 种族和民族。社会、种族和民族差异对新冠病毒患者的病情程度产生了显著影响。根据对美国研究的系统分析，有色人种（非黄种人）的感染率和死亡率高于白种人，而亚洲人的感染率、住院率和死亡率与白种人相对相似[35]。此外，根据 2019 年美国心脏协会的冠状病毒心血管疾病登记处的研究，西班牙裔和黑人患者在住院治疗人数和住院死亡人数中所占的比例远远超过其他群体的一半[36]。

4. 健康问题。患有基础疾病的患者更容易感染 SARS 冠状病毒，因为他们原有的疾病削弱了免疫系统，使得他们更容易受到感染。根据美国新冠病毒患者的报告，最常见的合并症包括高血压、糖尿病、心血管疾病和慢性肾病[37]。

更多的研究将有助于确定其他潜在的危险因素和预防措施，阐明身体对感染的反应机制，帮助开发新的治疗方法。然而，新冠病毒并非最后一个导致长期疾病的病原体，这也是拥有优化的免疫系统是如此重要的原因。

症状

SARS 冠状病毒会影响身体的多个器官。因此，"长新冠"会导致各种病症，包括呼吸、神经、心脏和心理问题。以下是"长新冠"的一些症状和体征：

- 疲劳
- 头痛
- 呼吸问题
- 胸痛或不适
- 咳嗽
- 喉咙发炎
- 记忆力丧失
- 脑雾
- 头晕
- 低烧、间歇性发烧
- 心悸或心跳不规则
- 焦虑
- 抑郁症
- 创伤后应激障碍（PTSD）
- 嗅觉和／或味觉减退或丧失
- 肌肉疼痛、酸痛或无力
- 关节痛
- 失眠
- 耳痛、听力损失和／或耳鸣
- 皮疹
- 恶心、腹痛和／或腹泻
- 食欲下降
- 脱发

有些人可能只表现出上述症状中的一两个，而其他人可能会表现出更多的症状。症状因人而异。目前还没有一种测试可以确诊"长新冠"。医生通过查看你的新冠病毒病史、排除其他可能性来初步确定病情。医生会询问你是否曾经检测出新冠病毒阳性、首次出现症状的时间以及感染后出现的症状。此外，医生还会询问你潜在的医疗问题，并进行血压、心率、血氧水平和呼吸情况等测试。

对于有呼吸道症状的患者，可能需要进行胸部 X 光检查。对于出现心脏病相关症状的患者，可以通过心电图（ECG 或 EKG）无痛地测量心脏活动。血液检测也可以提供一些线索。身体机能测试包括 6 分钟步行测试和必须从椅子上坐下并站起来回 5 次的测试。根据你的症状，可能还需要接受认知或心理测试，其中可能包括筛查问卷和（或）评估记忆力、语言能力、推理和其他认知技能的简短测试。对于某些长期患者，症状可能会在感染后的 3 个月内得到缓解，但也有患者可能会经历更长时间的症状。

治疗

接种疫苗可以使你患"长新冠"的风险降低一半[38]，这是预防疾病和缓解症状的最关键策略。mRNA（信使核糖核酸）新冠病毒疫苗将帮助你避免重症和死亡。

疫苗

疫苗存在多种类型。减毒活疫苗是一种含有病毒或细菌的弱化版本的疫苗，对人体无害，能有效"教导"人体免疫系统。灭活疫苗，如脊髓灰质炎疫苗，这种疫苗含有灭活或死亡的细菌。新型冠状病毒的 mRNA 疫苗，即不含任何与新冠病毒直接对抗的微生物成分。mRNA 疫苗利用实验室制造的 mRNA 来"指导"人体制造抵御感染所需的蛋白质。

目前，许多新型冠状病毒候选疫苗正在进行临床试验，包括减毒疫苗、灭活疫苗、mRNA 疫苗、载体疫苗、亚单位疫苗和 DNA 疫苗。在最近的一项试点研究中，与未感染新冠的人相比，先前感染新冠的人在接种辉瑞疫苗后产生了更高水平的抗体，这表明接种疫苗能够增强免疫系统的记忆能力，有助于预防再次感染[39]。更多关于剂量、时间、总体疗效、抗变异性以及保护持续时间的数据将有助于医疗机构改进应对该病毒及其后续问题的方法。

你可以通过保持健康的生活方式和饮食来降低感染新冠病毒或新冠后综合征的风险。维生素（特别是维生素 C 和维生素 D）、矿物质、蛋白质、膳食纤维、短链脂肪酸[①]和 ω-3 多不饱和脂肪酸可以在感染期间提供帮助并改善预后。维生素 D 在免疫系统中扮演重要角色。最近的研究表明，新冠病毒感染重症患者血液中，25 羟基维生素 D[②]的水平比轻度病例的患者以及未感染患者的对照组低[40]。因此，维生素 D 缺乏可能会增加重症疾病的风险。维生素 C 可以减少炎症细胞因子的产生并增加抗炎细胞因子的水平。

根据症状的类型和严重程度，有多种症状的患者可能需要接受心脏病学、肺病学、神经学、耳鼻喉科、精神病学、康复学和其他专科领域的专家的关注。目前没有一种药物或疗法可以治疗"长新冠"。以下是一些针对特定症状的、经过医学监督的治疗方法。

- 疲劳：了解更多关于节奏调整、计划安排、优先顺序和力量分配的信息。考虑尝试特定的拉伸、强化或有氧运动计划。如果运动加

---

① 短链脂肪酸是一类碳链较短的脂肪酸化合物，它主要是由肠道细菌在肠道发酵食物纤维产生的。高纤维食物，如水果、蔬菜、全谷物和豆类等。

② 25 羟基维生素 D 是维生素 D 代谢的中间产物，反映体内维生素 D 的营养状况。

重了症状，应减少运动的强度或时间，或者暂停运动。

- 呼吸系统：呼吸练习、补充氧气和肺康复可以帮助缓解症状。血氧仪可以监测血氧饱和度水平。如果血氧饱和度低于 92%，应寻求医疗帮助。

- 心脏：药物治疗和心脏康复可以缓解部分症状。

- 神经系统：锻炼和其他身体活动可能有助于缓解认知症状，如记忆力减退或脑雾。记忆练习和辅助工具，如日历和计划表，可以帮助缓解记忆障碍。

- 心理健康：咨询、互助小组和药物通常用于治疗抑郁症、焦虑症和其他精神疾病。

- 嗅觉和味觉：部分皮质类固醇可以帮助改善失去或减弱的嗅觉或味觉。嗅觉训练通常持续数周，患者会定期闻各种气味。

采取行动

- 整理你的疫苗接种记录，并确保已接种所有最新的疫苗。

- 如果你曾经患过水痘，请计划接种带状疱疹疫苗。如果你曾经患过带状疱疹，请接种相应的疫苗。

- 如果你患有带状疱疹，请穿宽松的衣服，以覆盖皮疹部位。

- 如果你有性生活，请定期进行艾滋病病毒的检测，并向医务人员咨询预防性艾滋病药物或治疗性艾滋病药物。

- 如果你有 10 岁以下的孩子，请咨询儿科医生关于人乳头瘤病毒（HPV）疫苗接种的建议。如果你未满 27 岁，请咨询医生关于疫苗补种的事宜。

- 生病时，请增加维生素 C 和 D 的摄入以增强免疫系统。

• 每当有机会接种新冠病毒疫苗或加强剂时，请接种。可以考虑接种不同制造商的疫苗以获得最大的保护范围。

• 如果你有两种或两种以上的"长新冠"症状，请咨询医生以了解适合你的治疗方案。

第二部分

更健康的未来

1. 信息就是力量

时间存在的价值在于，任何事情都不能即刻实现。

——阿尔伯特·爱因斯坦

寻求优化免疫系统的最佳工具之一是获取信息。当你了解自己的身体如何运作，什么对它最有益，以及哪些改变可以更健康时，你就更容易制定一个更健康、更长寿的整体计划。在第一部分中，我们探讨了基因检测，但还有其他测试可以揭示身体的运作方式，帮助你养成更健康的习惯。

生物钟学（又称时间生物学）

自然节律，如光照、季节、声音和震动，对所有生物都有影响。生物钟学是研究这些节律的学科，它探究鸟类迁徙、树木在秋季掉叶的原因，以及人们为何在晚上睡觉和早上醒来等现象。在你身体深处，生物钟控制着你的生活节奏。了解自然节律如何影响你的健康可以帮助你通过调整日常习惯来改善生活，如选择最佳的用餐时间或药物服用时间等。

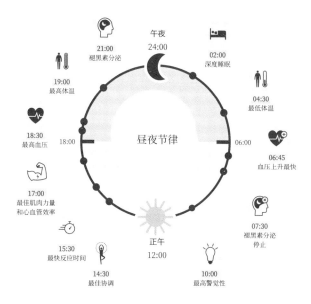

图 2-1　昼夜节律

几个世纪以来，科学家一直注意到植物和动物都有一定的生活节奏和模式，如在白天活动、晚上休息，但直到 18 世纪才有人对这一现象进行深入研究。天文学家德·梅朗观察到含羞草每天的叶子运动，发现植物无论是在阳光下还是在黑暗中，它都会在早上张开叶子，晚上闭合叶子。他与另一位科学家、植物学家让·马尔尚合作撰写并发表了一篇论文。其他科学家也进行了补充研究，并将植物置于各种受控环境中进行进一步测试，包括逆转光照和黑暗的时间。结果表明，植物的生物钟仍然与自然的、内在的节奏同步，即在早上张开叶子，在晚上合上叶子。这一观察揭示了生物节律并非由外部刺激引起。我们人类喜欢认为自己与其他所有生命形式都有明显的区别，但事实恰恰相反。

人类是亿万年进化的结果，与地球上的每一个部分都有着联系。你DNA 中的氮元素、牙齿中的钙、血液中的铁等物质都可以追溯到数百万年前数千颗坍塌的恒星。这不是科幻小说，这是科学事实。虽然你的端粒标记着你的生物学年龄，但生物钟调节着其他系统，包括睡眠、营养、身体活动，甚至性活动。

开花时间

植物的生物节律是可预测的，因此在 1751 年，瑞典博物学家卡尔·林奈设计了一个花钟来标记时间。他将某些开花植物排成圆形图案，利用花朵在一天中开放的时间来标记时间。例如，如果鹰嘴草在早上 6 点 30 分开花，那么菊花则在早上 7 点开花。

许多著名的科学家，包括乔治·利希滕贝格、克里斯托夫·胡费兰、卡尔·林奈和查尔斯·达尔文等，都观察并报道了这些节律现象。然而，直到 20 世纪，生物钟学的研究才真正开始，并扩展到人类应用领域。如今，我们已经证明，深入了解这些节律的模式对于疾病的预防、治疗和愈合过程都至关重要。

生物节律

在 20 世纪 50 年代，弗朗茨·哈尔伯格在测试小鼠血液中的嗜酸性粒细胞水平时发现，这些数据在一天中的不同时段会有所不同。他还发现这种现象还扩展到小鼠的其他组织部位。小鼠肝脏中的糖原水平和分裂的细胞总数也会在一天中显示明显差异。在收集数据并检查数据模式后，他注意到了可预测的 24 小时周期。他将数据转化为图表，观察到了日复一日的高峰和低谷模式。每隔 24 小时或一天就会出现这种模式的重复，因此它们被称为昼夜节律。

你的身体具有 4 种基本的生物节律，按照时长顺序排列：超昼夜节律（少于 24 小时）、日节律（夜晚和白天）、昼夜节律（24 小时）和长日节律（超过 24 小时）。你的身体行为是有机的，这意味着它在有机周期中消耗有机物质并运作。它试图日复一日地遵循相同的模式，当你醒来时"启动"，当你睡觉时重新启动，就像一台电脑一样。它始终如一地遵循或试图遵循这些节奏，这就是为什么保持健康的日常生活习惯如此重要。

改变、打断或扰乱你的生物钟会对你的健康、情绪和精神状态造成损害。例如，时差反应是由于你快速穿越时区所导致的，特别是与你所在时区相差数个小时或更长时间。你的昼夜节律需要与所在时区同步，因此光照差异（包括太阳升起和落下的不同时间）会让你的身体感到困惑。大多数人会暂时感到疲劳和身体不适，可能伴有头晕或恶心等症状。然而，有些人，特别是在跨半球旅行时，可能会出现脑雾，需要几天的时间来适应时差。

如何最大限度地减少时差反应

在旅行前几天，逐渐调整作息以适应目的地的时区。确保在出发前充分休息，避免通宵洗衣和打包行李。在抵达目的地后，约一个小时前服用褪黑素有助于适应新的生物钟。

你可以使用一款可以使你放松，产生睡意的声音景观应用程序，如 Endel 应用（一款白噪音软件），或者使用能够产生与睡眠相关的电磁脑波的设备，如 NeoRhythm。在旅行前、旅行中和旅行后要注意补充水分，多喝水。

你的生物钟不仅影响着器官和细胞，还调控着所谓的时钟控制基因。在 24 小时的周期中，大约有 20% 的基因会在不同时间打开和关闭，以

执行不同的身体功能。就像德·梅朗观察到的含羞草一样，你的内部时钟由你的下丘脑控制，无须外部信号。这意味着你的身体知道，在正常情况下，每 24 小时内应该何时睡觉和何时醒来。然而，你周围的环境也起着一定作用 [41]。你的年龄、性别，甚至一年中的不同时间都会影响你的身体对外界环境的昼夜节律的反应。光线、温度和食物等因素，被称为"授时因子"，也会影响你的睡眠、激素、精神耐力，甚至饮食习惯。

例如，夜班工作的人，他们的昼夜节律会被打乱，这可能会严重影响健康。昼夜节律会影响体温，在黑暗中体温会下降约 1 摄氏度；同时钠元素和钾元素也会随尿液排出。此外，不同的激素，如褪黑激素也会在一天中的光暗周期内发生变化，生长激素在清晨达到最高水平，皮质醇在早晨醒来时达到峰值。在一天的前半段，你的消化系统分泌的酶比睡前更多。这种分泌会优化一整天的消化，因此深夜进食会导致消化不良。科学家可以测量所有激素的水平。

褪黑激素是最有效的抗氧化剂之一。显著减少褪黑激素会导致氧化应激和炎症增加。自哈尔伯格的发现以来，其他科学家已经绘制了各种身体活动的昼夜节律图，包括对刺激的抵抗力、不同器官和组织的细胞分裂、肝功能等，并将这些知识应用于治疗癌症和其他疾病。由此，时间药理学和时间疗法的新领域已经兴起。在一天的不同时间，你的身体会对不同刺激产生不同反应，这加深了我们对昼夜节律如何影响药物的理解。未来的研究可能会发现睡眠不足与患癌症和其他由高水平促炎细胞因子引起的疾病的风险增加之间的联系。

定时用药

对大约 30% 的药物来说，服用的时间和剂量同样重要。控制胆固醇生成的酶在晚上最为活跃，因此晚上服用类似立普妥（阿托伐他汀）的药物更为合理。同样的策略也适用于治疗高血压的药物。晚上服用这些药物可以充分利用身体的自然生物节律，有助于降低夜间心脏病发作的风险，研究表明这样可以降低 45% 的发病率 [42]。

光照和睡眠中断

根据研究，你的生物钟对阳光的反应非常敏感。增加阳光照射的时间可以改善睡眠质量、提升能量水平、促进整体健康 [43]。其他研究表明，当有时差反应的人群逐渐增加对自然光的暴露时，可以逐步调整生物钟，直到与外部时间保持一致 [44]。

有些人早上醒来时精神焕发，准备应对新的一天；另一些人则感到昏昏欲睡，需要很长时间才能清醒过来。我曾经的一位同事曾说，她的大脑需要喝上至少一杯咖啡后才开始运转。咖啡因刺激她的身体，帮助克服睡眠惯性。睡眠惯性是一种与睡眠相关的暂时性认知和意识缺乏，导致很多人早上很难醒来。通常情况下，它会在半小时或更短的时间内消失，但对于某些人来说，困倦感可能持续长达 4 个小时。

你的睡眠周期模式会影响你睡眠惯性的倾向。早起的人在太阳升起前几个小时中睡得最深，所以他们会从浅睡眠状态中醒来，我就是其中之一。我自然会在黎明前醒来。然而，对于按照正常时间工作或生活的"夜猫子"来说，情况就相对糟糕了。因为他们经常需要打断深度睡眠，以适应其他人的作息时间。从深度睡眠中突然醒来会让你更难恢复正常，这就是为什么夜猫子在开始新的一天时常常感到头昏眼花。因此，我们应该在闹钟响起时起床并保持清醒，而不是继续睡觉。更好的方法是跟踪自己的睡眠需求，并使用闹钟提醒自己上床睡觉，而不是用闹钟来叫醒自己。

兴奋剂，如酒精和咖啡因，会扰乱你的自然睡眠周期，导致睡眠惯性。长时间的小睡也会引起问题。应该将小睡限制在 30 分钟以内，超过

30 分钟的睡眠时间会使你进入深度睡眠阶段，从而增加疲劳感。如果睡眠惯性经常影响你的生活质量，请咨询医疗人员，了解你可以采取哪些措施来改善睡眠质量。

蓝光是最具破坏性的环境因素之一，它可以影响你的生物节律，提前或延后你的身体周期。一些家禽饲养者通过定期将家禽暴露在人工光线下，来改变家禽的生物特性。蓝光会导致身体感到困惑和紧张，因此在睡觉时戴上眼罩非常重要。蓝光照射会导致褪黑激素减少和睡眠不足，从而降低身体的免疫反应和夜间皮质醇的释放，增加患胰岛素抵抗、肥胖和 2 型糖尿病的风险。

蓝光导致体重增加

如果在晚上长时间看电视或盯着手机屏幕，蓝光会误导你的大脑，导致体重增加。因为在你睡觉时，不会产生太多调节新陈代谢的皮质醇。为了保持健康的体重和更好的睡眠，应避免在床上使用任何电子设备，并确保睡眠空间保持黑暗。如果无法改变这个习惯，可以考虑在日落后使用防蓝光屏或夜间过滤器来减少蓝光的影响。

睡眠时间也会影响你的生物钟、饮食习惯和体重。睡眠不足会干扰胃饥饿素（一种导致饥饿感的激素）和瘦素（一种提供饱腹感的激素）的产生。这些激素会向你的大脑传达何时进食和何时停止进食的信号，但你仍然可以在这种情况下控制自己的食欲。如果胃饥素水平较高而瘦素水平较低，你可能会感到饥饿并渴望碳水化合物，但你不应该一下子吃下整个面包。当你的身体告诉你饿了时，你可以选择如何为身体补充能量。

在 1969 年，只有 15% 的美国人每晚睡眠时间少于 7 小时。然而，如今几乎一半的人无法达到每晚 7 小时的睡眠 [45]，这个数据令人震惊。睡眠不足可能导致上述所有负面后果。每晚超过 7 小时的充足睡眠时间足以给身体进行调整。然而，近几十年来，睡眠不足的比例增长了 3 倍，这导致肥胖症成为一种流行病。睡眠不足会导致肥胖，而肥胖则会影响免疫系统，这为感染和疾病打开了大门。短时间的睡眠不良并不会对整体健康产生太大影响，但长期睡眠不足会导致卡路里摄入量增加、体重增加、肥胖、2 型糖尿病等问题的风险。可以将其想象成为一个道路上的车辙，这是由无数车轮在数个世纪中刻下的。如果一辆车稍微偏离，它并不会改变车辙的轨迹。但是，如果几千辆车都朝着同一个方向行驶，它们将形成一个新的车辙，将把未来的驾驶者带向不同的目的地。

为了进行研究，斯特凡尼亚·福利尼在一个黑暗的洞穴中度过了 4 个月的时间。在这段时间里，她从未见过太阳或月亮的光线。缺乏光线让她的身体和心理状态混乱。她失去了对时间的感知，以为只过去了 2 个月，但实际上过去了 4 个月。她的月经停止了，体重减轻了 17 磅（约为 7.7 千克）。由于没有视觉因素影响她的昼夜节律，她的睡眠时间从几个小时到惊人的 35 小时不等 [46]。

月球生活

最新的科学研究认识到，尽管月亮无法预测人类的未来或引发狼人变身，但月球周期确实通过影响月经和睡眠周期来影响人类的生物节律 [47]。

对阿根廷农民、城市居民以及美国城市大学生的睡眠周期进行的分析表明，在满月前夜，随着月光逐渐洒满夜空，人们入睡时间会推迟，睡眠时间变短 [48]。研究结果显示，无论种族或文化差异如何，睡眠周期与月亮保持同步，即使在光污染严重、灯光超过月光的地区也是如此。

大多数女性的月经周期与朔望月或一个完整的月亮周期（从新月到

满月）同步。35 岁及以下女性中，约有 23.6% 的人表现出月经周期与满月或新月同步的特征。令人惊讶的是，在 35 岁以上女性中，只有 9.5% 的人表现出这种同步性。月经周期也与回归月时间一致，回归月是指月亮两次通过其轨道上同一点的时间，周期为 27.32 天。35 岁及以下女性中，约有 13.1% 的人表现出这种同步性，而 35 岁以上女性中的比例为 17.7%。这意味着月亮引力的变化也可能会影响月经周期[49]。

因此，事实证明，占星学家可能在某种程度上是正确的。天体的运动确实会影响我们的生活，包括生育和睡眠。

声音疗法

噪音可以加重或减轻压力，帮助或阻碍学习和记忆，也可以促进或中断睡眠。我一直在使用名为 Endel 的应用程序，该应用程序将声音融入日常活动中。它基于时间生物学研究和先进的声学技术，实时创建个性化的背景音，以帮助集中注意力、放松和入睡。通过在执行与工作相关的任务时使用 Endel 应用程序并搭配带有功能的耳机，我注意到自己的工作效率显著提高。许多音频流媒体服务会提供精心策划的播放列表，旨在特定时间内提高注意力。

一些研究表明，古典音乐和自然声音，如白噪音也能提高注意力，改善学习效果。这样的音乐是一种很好的非药物工具，可助于入睡、放松或集中注意力。然而，阅读或工作时听有歌词的音乐会降低注意力和认知能力。

时间营养学

进餐时间、新陈代谢、生理机能和人体内部生物钟之间的关系共同构成了时间营养学的领域。它旨在创建与生物节律相协调的饮食习惯，最大限度地提高能量水平并改善健康状况。其中有 3 种与时间营养学相关的生物节律，分别是次昼夜节律（少于 24 小时，如心率节律）、昼夜节律（24 小时）和超昼夜节律（超过 24 小时，如月经周期）。正如我们所了解到的，新陈代谢、消化和激素分泌都受昼夜节律的影响，这意味着进食的时间可能会对身体产生积极或消极的影响。

某些消化功能具有每日规律性。早晨时胃的排空速度最快。制造胰岛素的 β 细胞在早上的活跃程度比其他时间高 15%。胰岛素敏感性会随着一天的进行而降低。在胰岛素敏感性降低的晚上进食会导致胰岛素抵抗、能量消耗减少和肥胖。晚上身体产热的能量效应（即身体消化和吸收食物所需的能量）较早晨低 44%。即使你的糖化血红蛋白水平在 3 个月内保持一致，你晚上经历血糖飙升的可能性也更高。生物节律的紊乱，比如晚上睡得很晚，以及在天黑后暴露在蓝光下，都会影响你的食欲调节激素和对食物的渴望。

昼夜节律和时间营养学之间的联系涉及进食的时间和避免进食的时间。通过分析我的血糖水平、生物年龄和整体健康状况，我发现整天保持充足的水分摄入，一天只吃一顿饭时，我的时间生物钟运作最佳。因此，我已经改为每天只吃一顿饭，除非特殊情况。这让我感觉精神和耐力都大大提高，仿佛年轻了 25 岁。

2019 年发表在《英国医学杂志》上的 13 项关于早餐和减肥的研究发现，吃早餐的人摄入的热量更多，体重也比那些不吃早餐的人更重[50]。多项研究已经证明，不吃早餐有助于减肥和改善代谢紊乱。你的身体不需要在早上进食，因为体内的激素会给你足够的能量来开始新的一天。你的身体也没有准备好在醒来后立即分解所有的脂肪和碳水化合物，推迟或不吃早餐可以完全减少不必要的摄入，减少不健康食品的摄入，如超加工食物和含糖食品。清晨禁食还与降低心脏病、高血压和高胆固醇的发病率相关[51]。

血糖监测

你现在的血糖水平是多少？你吃了一个面包圈后，你的身体会发生什么变化？如果吃一个苹果或一些胡萝卜，你的身体会有所不同吗？

血糖是维持细胞能量的重要来源。当血糖水平降低（低血糖）时，人体会出现疲倦、虚弱的感觉，并可能伴有头痛和头晕等症状。血糖水平过高（高血糖）则会破坏胰岛素平衡，引发多种医疗问题，如糖尿病、肾病、心脏病和中风。血糖水平受多种因素影响，包括活动水平和整体生活方式，了解自身的血糖水平有助于找到理想的身体能量效率目标。

January AI（一家美国慢病健康管理服务商）提供了一个名为"Season of Me"（"我的季节"）的特殊代谢健康计划，它是一个为期90天的指导计划，通过全天候监测血糖等简单而小的步骤，最大限度地提高健康水平。该计划的设备和应用程序协同工作，以揭示食物的血糖负荷以及它们对血糖的影响，并通过心率和连续血糖监测仪（CGM）进行跟踪。持续的监测有助于减少糖尿病患者因低血糖和高血糖而进行胰岛素治疗的频率。然而，科学家认为这种持续监测对于糖尿病前期和非胰岛素治疗的 2 型糖尿病患者的价值仍存在一定争议。尽管我本人没有这些疾病，但我发现这个计划对了解自身对不同食物组的反应非常有帮助。

传统的指尖采血测试只能在一个时间点测量血糖水平，这就像只读一本书的一页。额外的指尖抽血检查可以提供更多关于血糖的信息。连续血糖监测仪（CGM）是糖尿病患者的一项很好的工具，只能在医生的指导下使用。它安装在皮肤表面，持续地读取血糖水平，然后将结果传输到可穿戴设备或智能手机上。通过了解自身对面包圈或胡萝卜等食物的反应，你可以做出更明智的食物选择。"Season of Me"计划展示了我每天摄入的哪些食物会导致血糖飙升，这使我能够轻松而有效地调整自己的饮食习惯，为健康做出饮食上的改变。

糖尿病对每个人的影响是不同的。即使你遵循所有推荐的举措，相同的食物或活动也会以不同的方式影响每个人的血糖水平，这给糖尿病的治疗带来了一定的挑战。你的身体会根据你给予它的指令做出反应，但有时它仍然会做出令人无法预测的反应。这就是为什么收集尽可能多的关于自身情况的信息是非常重要的，这样你就可以更好地与医生交流，更好地控制糖尿病，过上更健康的生活。

食物过敏

食物不耐受和过敏是两种完全不同的疾病，需要进行不同的诊断测试。食物不耐受可能引起不适的症状，如胃胀气、不适或腹泻，但真正的过敏反应可能导致危及生命的症状。

在过敏反应中，免疫系统对察觉到的入侵物反应过度，通过释放名为免疫球蛋白 E（IgE）的抗体来攻击它。食物过敏的症状通常在进食后几分钟内出现，并且可能会影响多个身体系统，包括皮肤、口腔、胃肠系统、呼吸系统和心血管系统。过敏反应的程度范围从轻微的皮疹或口腔肿胀到呼吸困难或过敏性休克，后者是一种潜在的、危及生命的急性炎症反应，发作迅速，通常同时影响两个或多个器官系统。针对过敏反应，常常需要立即注射肾上腺素来控制症状。

在美国，食物过敏儿童报告中有 42.3% 的患者曾经经历过严重的食物过敏反应。每 5 名食物过敏儿童中就有一名在过去一年内曾前往急诊科就诊。过敏反应的严重程度会因年龄和过敏源的不同而有所差异。根据美国儿科学会的说法，大多数严重反应和急诊就诊是由于接触花生、坚果或种子引起的 [52]。

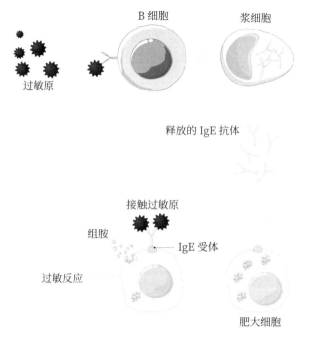

图 2-2 过敏反应

花生问题和协议

一些常见食物中含有凝集素、植物雌激素和黄曲霉毒素（许多人熟知的过敏原）[53]。一些豆类富含凝集素，而另一些豆类，如大豆富含植物雌激素，花生则含有大量的黄曲霉毒素。含有大豆的食物还可能含有类似雌激素的化学物质异黄酮。研究表明，这些物质可能促进癌细胞的生长，损害女性的生育能力，并对甲状腺功能造成损害。凝集素在豆类、乳制品和茄植物中存在，这可能导致某些人患上肠道疾病[54]。作为过敏原，这些物质的毒性可能引发各种健康问题，包括腹胀、恶心、呕吐和腹泻等。

特别需要注意的是花生，除了可能引发严重甚至致命的过敏反应外，花生还含有大量的饱和脂肪，频繁食用可能会增加患心脏问题的风险。此外，花生中富含磷，它可能干扰身体吸收其他矿物质（如锌和铁）。经过开展花生对人类健康影响的研究后，我已完全避免食用花生。如果你对花生过敏，你也应该遵循这样的做法。

但是，针对 4 岁以下儿童的花生脱敏临床试验取得了令人鼓舞的结果[55]。对于 2009 年至 2010 年期间进行的开放标签试验的检查显示，受试者的脱敏率相当高，根据标准、方法和结果的不同，脱敏率在 64% 到 93% 之间。口服免疫疗法（OIT）基本上是逐渐增加过敏原摄入量，以提高引发过敏反应的阈值。在过敏症专家办公室或临床研究机构中，剂量会逐渐增加，几个月后过敏反应的敏感性水平会降低到不会导致过敏性休克的程度。口服免疫疗法已经使 60% 到 80% 的患者对花生、鸡蛋和牛奶脱敏[56]。尽管这种治疗方法不能完全消除过敏，但对于严重食物过敏的人来说，它可以提供更多自由的选择。

家族过敏

过敏反应通常会按类别出现，如果你对乳胶过敏，你可能也对苹果、杏子或鳄梨过敏。如果你对草莓过敏，你可能也会对芹菜、猕猴桃、甜瓜、油桃、木瓜和小麦过敏。食物过敏和不耐受在人群中非常常见。专家认为，全球范围内约有 2% 到 20% 的人患有某种食物不耐受症。

最近，美国食品药品监督管理局批准了一种商标名为 Palforzia（帕尔福齐亚）的花生过敏原粉剂，作为治疗儿童花生过敏的第一种药物[57]。该药物适用于已经经过测试并确认对花生过敏的 4~17 岁儿童，可以帮助其预防过敏反应等问题的发生。

食物过敏检测

许多人一生中都经历了腹胀和胃肠道问题的困扰，但却没有意识到这些问题可能与食物过敏有关。在我的职业生涯中，我遇到了许多食物过敏患者。那么，你如何知道自己是否患有食物过敏呢？

市场上有许多家庭测试可供选择，其中 Everlywell 和 Viome 是最可靠的两个品牌。这两种测试都不需要医生指导，你可以在家中进行。Viome 结合了微生物组测试和代谢测试的数据，以确定你的身体和消化系统中的菌群如何与不同的食物相互作用。通过这种方式，你可以得到一个个性化的计划，帮助你保持体内平衡，维持最佳状态，不会被食物过敏所干扰。

虽然这些家庭测试提供了一些有用的信息，但了解食物过敏的最佳方法是咨询过敏症专科医生。过敏症专家通常会使用多种方法进行分析，包括病史记录、症状报告、皮肤点刺测试和免疫球蛋白 E（IgE）测试来进行诊断。在进行口服食物激发试验之前，通常需要进行血液或皮肤测试以确认食物过敏的存在。家庭测试缺乏这种严格的方法，因此请务必向你的医疗人员咨询。

每种食物都可以根据过敏反应的程度进行等级划分，通常被分为 0 到 3 级：

- 0 级，正常反应性
- 1 级，最低反应性
- 2 级，一定程度的反应性
- 3 级，高度反应性

较高的反应等级意味着某种食物可能会引发症状，因此这种食物是进行排除性饮食和重新添加食物激发试验的候选对象。

重金属

你应该还记得元素周期表吧，金属通常具有光泽，有延展性，并且可以导热和导电。重金属是指密度较高且体内累积到一定程度会对人类有高毒性的金属。重金属可以通过吸入、摄入或皮肤吸收进入人体。如果体内的重金属超标，就会面临中毒风险，可能导致认知问题、行为异常和器官损伤等。不同的重金属类型和摄入量决定了中毒症状及其影响程度。以下是 3 种可能每天都会接触到的常见重金属：

汞

汞通过发电厂排放和燃烧化石燃料释放到空气中，最终沉积在湖泊和海洋中，被鱼类和贝类吸收。食用含汞鱼类或贝类会导致摄入这种有毒金属。一项由生物多样性研究所进行的研究发现，84% 的鱼都含有汞[58]。因此，避免食用含汞量高的鱼类，如旗鱼、鲭鱼和智利鲈鱼，可限制体内汞的含量。多饮水有助于减少汞的积累，身体可以通过尿液排出这种金属。

铅

含铅灰尘、老旧油漆、腐蚀的管道和某些特殊爱好可能导致铅吸入或摄入人体。铅会替代体内的钙，影响大脑神经元的通讯，从而影响思维。铅可在体内滞留数十年，导致神经损伤和高血压。缺铁与铅含量高相关，因此食用富含铁、钙和维生素 B 的食物可以有助于对抗铅暴露的影响。

罗马帝国的衰落

铅是一种具有神经毒素的重金属物质，可能是导致罗马帝国衰落的原因之一。古罗马人用铅杯喝葡萄酒，并将铅用于几乎所有他们使用的物品中，包括烟斗、壶、器皿，甚至还有一种常见的甜味剂含醋酸铅。研究人员认为，罗马人所饮用的水中的铅含量比美国环保署允许的标准高出 60 倍。

砷

砷是一种天然元素，存在于美国和许多其他国家的土壤和岩石中。它通过渗入地下水影响着鱼类、农作物和牲畜，产生连锁效应。即使体内只存在微量的砷也会干扰肿瘤抑制激素，它与多种癌症相关，还会对肺细胞造成伤害并引发心脏炎症。根据世界卫生组织（WHO）的估计，在 50 个不同的国家中，至少有 1.4 亿人口正在饮用砷含量达到有害水平的水源[59]。除了检测饮用水质量，摄入深绿叶蔬菜、高纤维食物和大量干净的水也有助于排出体内的砷。

重金属检测

如果你怀疑自己患有重金属中毒，医生可能会建议进行重金属血液检测，但你也可以在没有医生指导的情况下在家进行尿液检测。重金属血液测试可以检查血液中潜在有害金属的浓度，其中常见的需要检测的金属包括铅、汞、砷和镉，而铜、锌、铝和铊则是一些不太常见的需检测的金属。

采取行动

• 当你（预计）遇到时差反应时，应充分休息，在适当的时间服用褪黑激素，尝试使用睡眠应用程序或脑电波设备，保持充足的水分摄入。

- 避免在深夜进食，以免导致消化不良。

- 为了获得更好的夜间睡眠和更健康的体重，请保持睡眠环境黑暗，避免在床上使用电子设备。如果无法避免使用电子产品，请在日落后使用蓝光或夜间过滤器。如果晚上无法避免蓝光，请戴上眼罩睡觉。

- 严格按照处方药的用药时间进行服用。

- 避免摄入过多咖啡因和酒精、避免超过 30 分钟的小睡，以获得更好的睡眠。

- 设置闹钟提醒你准时入睡。

- 不要贪睡，养成不在闹钟响起后继续睡觉的习惯。

- 创建提高注意力或放松的音乐列表。

- 试着推迟或几天不吃早餐，并注意接下来几天的饮食习惯。

- 如果你怀疑自己患有食物过敏或不耐受症，但没有得到正式诊断，请咨询医生，寻求转诊到过敏症专家。

- 在 30 天内密切监测血糖水平，了解食物、饮食时间和运动量对血糖的影响。

2. 习惯的力量

　　当我还是个孩子的时候，我的父母有一本支票簿。每个月底，他们都会进行结算、跟踪存款和取款，以确保钱的总额与银行记录一致。当我 12 岁和父母一起逛街时，我看到了一个蝙蝠侠玩具，因为我在电视上看过蝙蝠侠，所以我非常想要拥有它。我恳求妈妈买给我，但她说我们买不起。她让我问问父亲是否有足够的现金来支付这笔费用。

　　我父亲和我一样崇拜蝙蝠侠，但他当时说他没有钱。他告诉我，也许我会在圣诞节收到这个玩具。回家的路上，我一直在生闷气。回到家后，妈妈让我把一些东西放进壁橱里。在里面，我注意到我父亲藏起来的几本支票簿。我手里拿着其中一本跑到他面前说："看，爸爸，你有这么多支票，可你告诉我你没有钱！"

　　他耐心地解释道，支票只是一种承诺，而不是保证。他必须把钱存在银行才能开支票。如果账户里的钱不够支付，支票就会被退回，银行还会向他收取费用，进一步耗尽他的账户。他一遍又一遍地说："你不能花你没有的钱。"

　　我们的身体就像银行账户一样，必须保持平衡，确保在对抗感染或疾病之前拥有我们需要的资源。这种平衡行为被称为体内平衡。随着年龄的增长，了解维持平衡的因素对于健康且长寿变得越来越重要。良好的平衡可以让你活得更长久，在未来的日子里能够继续享受你喜欢的事物。

体内平衡

所有生物，从植物到小狗再到人类，都需要保持内部系统的稳定状态，以处理营养物质并相应地分配它们，就像去银行存款并用其支付账单一样。尽管每种生物采用的机制不同，但其共同目标是维持体内平衡以确保生存。

如果血压飙升或体温骤降，身体的系统、器官和细胞可能无法正常运作。如果这种失衡得不到纠正，健康状态将逐渐恶化，器官可能会发生故障或衰竭。仅仅 4 分钟的肺缺氧就足以导致死亡，即使幸免于难，短暂的缺氧也可能在几分钟内摧毁脑细胞。如果供应到心脏的血液受阻，就会引发心脏病发作。这些都是对体内平衡严重的破坏，即使是微小的失衡也可能导致严重的健康问题。

19 世纪，现代实验生理学之父克劳德·伯纳德发现胰腺分泌物中含有消化酶。基于这一发现，他提出了"内部环境的稳定是自由、独立生活的必要条件"的理论。沃尔特·坎农是一位杰出的生理学家，也是世界上最伟大的科学家之一。他基于伯纳德的研究，在 1920 年代初期从古希腊语的"相似"和"稳定状态"一词中创造了"体内平衡"的概念。在他的著作《身体的智慧》中，他描述了身体中微小能量的脉动需要非常精确的方法来测量它们。坎农的许多研究至今仍具有重要意义，尤其是他对身体系统运作方式的解释。

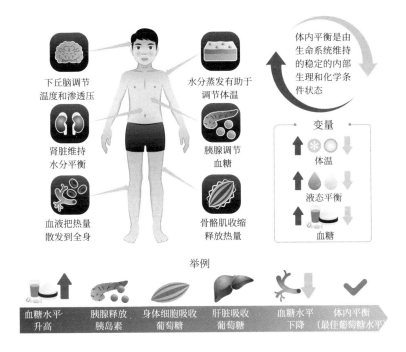

图 2-3 体内平衡

对于我们的目的而言，医学上的体内平衡意味着以下方面的平衡：

• 血液和尿液中的盐分、矿物质、蛋白质和其他分子的平衡。

• 细胞内可用的氢、钙、钾、钠、葡萄糖、二氧化碳和氧气浓度的平衡。

• 内部温度、pH 值和其他指标的平衡。

举例来说，氢离子可以帮助体内维持恒定的 pH 值和温度。你的昼夜节律会使你在晚上降低体温。然而，如果你生病了，你的身体就会发烧。正如你所见，在我们的生活中，维持平衡需要复杂的化学、生理和物理相互作用。对于在正常情况下健康的人来说，这些过程在身体中持续进行。想象一下，如果你必须像一个挑剔的手动温控器一样不断调节你的体温，或者每天数百次测量你的 pH 值，那将是一种多大的负担？

幸运的是，你的身体每时每刻都会自动完成这些任务。

为了实现体内平衡，身体中的多个系统，包括免疫系统、消化系统和其他系统，经常协同工作。消化系统中的微生物组有助于维持肠道健康，并协助免疫系统预防炎症性肠病等疾病。正如我们之前所了解到的，微生物组失衡可能导致慢性肠道炎症。

你的身体具有应对压力和适应环境变化的自我调节机制，这被称为稳态应变。举例来说，在睡眠时，你的心率和血压会保持较低的水平。然而，如果你醒来并开始跑步，你的心率和血压会升高以适应新的身体负荷。

稳态应变负荷是由于不健康的行为和压力的累积效应而发生的。如果你连续几周睡眠不足，或者连续 10 年每天吸 3 包香烟，你的身体将承受巨大的压力。创伤性事件、高强度的工作环境，甚至贫困都会对身体系统造成损害。随着时间的推移，身体不断努力恢复体内平衡的过程会导致稳态应变负荷，这可能导致心血管疾病、抑郁症、糖尿病、高血压、肥胖症等严重疾病。据估计，50% 到 70% 的身体疾病与压力有关 [60]。

免疫系统通过提供抵御感染和创伤后愈合所需的物质来促进体内平衡。当你受伤时，肥大细胞会释放化学物质，为伤口提供更多氧气和免疫细胞。巨噬细胞会吞噬死亡和破碎的细胞，并释放一种蛋白质，促使新的血管和皮肤生成。在这种情况下，免疫系统有助于恢复体内平衡。然而，当免疫系统出现故障时，感染可能会恶化并扩散，如未被察觉的牙齿感染可能会使感染蔓延到心脏等部位。

尽管每个人对生物和生理威胁的应对能力各不相同，特别是考虑到我们的饮食和生活方式的差异，但我们可以通过改善生活习惯来帮助身体保持体内平衡和健康的免疫系统。

外部因素

医生常常将个人习惯称为"外部因素"，将身体视为"内部因素"，但实际情况并非如此简单。我们的健康和寿命与我们的生活方式和环境密切相关。然而，不幸的是，我们的健康状况每年都在恶化。在美国，有大量患者因各种健康问题需要同时接受医疗看护，这种情况被称为"多重病症"。合并症是指一个人同时患一种以上的疾病，如糖尿病和充血性心力衰竭。多重病症是指患者同时患有两种以上的疾病。

坏习惯

很多人经常使用奥美拉唑治疗胃酸反流或使用苯海拉明来帮助入睡。使用一种不良习惯来对抗另一种不良习惯，如饮食不当和过度饮用咖啡因，然而，这种做法并不能抵消错误行为的影响。

美国一项为期 25 年的国家健康和营养检查的调查研究发现，59.6%的成年人患有两种以上的慢性疾病，这一比例自 1988 年以来增加了 12%[61]。随着越来越多的人面临新冠病毒及其对呼吸和心脏的影响，这一比例还将进一步增加。

这些疾病大多是可以预防的，但有害的日常习惯会加剧这些疾病。这意味着只要你付出时间和努力，你就可以减缓甚至逆转衰老过程。通过预防健康问题、避免疾病和优化身体系统的日常习惯，可以极大地改善你的生活质量。你可以掌控这些外部因素，真正改变你的生活。

自 1995 年以来，肥胖和糖尿病在美国已达到流行病的水平。不健康的生活习惯，如过量摄入糖和碳水化合物，会随着时间的推移导致免疫系统功能失调，进而缩短寿命。一项由英国国家统计局进行的研究发现，2019 年出生的女孩的预期寿命将比 2014 年出生的女孩缩短约 3 年。同样地，该研究还发现，2019 年出生的男孩的预期寿命将比 2014 年出生的男孩缩短约 1 年[62]。美国心脏协会警告称，美国三分之一的儿童患有青少年超重、肥胖或严重肥胖，这会增加他们患上糖尿病、中风、癌症、哮喘和其他疾病的风险[63]。如今的孩子与他们的父母相比，寿命可能会变短，健康状况可能会变差。

尽管生物技术公司正在深入研究衰老生物学，以创造新的产品和药物，但医生和临床研究人员几十年前就知道，不良习惯与疾病有关。选择会成为习惯，习惯又成为模式。每天你都在选择是建立好的模式还是坏的模式。现在让我们来看几个你可以轻松改掉的习惯。

营养

随着农工综合企业的兴起和速食加工食品的爆炸式增长，人们很容易忘记食物的真正目的是为身体提供能量、保持健康和预防疾病，而不仅仅是满足口腹之欲。食物通过向细胞传递信息与器官进行交流。当你有特殊需求时，如在疾病恢复期、怀孕或哺乳的过程中，摄入正确的营养素对于恢复体内平衡和增强免疫系统至关重要。

随着对食物和营养科学的认识不断深入，你需要仔细审视自己的饮食观念，并决定需要做出哪些改变。与你的医生讨论饮食变化仍然是必要的，特别是如果你存在其他健康问题。稍后我们将深入探讨良好的饮食习惯，但在此之前，让我们强调一些要点。

多食用富含花青素的食物，如黑莓、蓝莓、胡萝卜、花椰菜和玉米。这些食物的紫色来自于花青素，这种化合物可以保护 DNA 免受损伤，促进细胞因子的产生，具有抗炎特性。增加生物类黄酮（即维生素 P）的摄入，这种化合物的益处类似于花青素，它存在于红茶、柑橘、可可和欧芹中。此外，补充维生素 D 和 A 可以增强免疫系统功能。正确食用维生素 A 可以增强身体对呼吸道感染的抵抗能力。在谷物（如燕麦和大麦）和蘑菇的摄入方面，也需要注意保持饮食的多样性。另外，你可以考虑将即食酵母、螺旋藻和海藻等食品纳入饮食中。需要注意的是，加工过的包装食品永远无法提供与天然食品相同的营养价值。

有一个广受欢迎的鸡蛋替代品在其网站上自称为"植物鸡蛋"，然而植物本身并不会产卵，仔细观察可以发现它包含了 20 多种成分，包括焦磷酸四钠，这是一种无机化合物，口服摄入时对身体有一定危害性。该产品还含有转谷氨酰胺酶，这种微生物酶在人体内自然存在，食品工业会将其用于将蛋白质结合在一起并延长产品的保质期。在这种情况下，转谷氨酰胺酶可能与麦胶性肠病[1]有关。因此，如果大自然没有提供这种替代品（植物鸡蛋），我们应该谨慎地考虑是否使用它。

10 种成分规则

食品公司经常使用一种策略，在广告中宣称他们的产品是由"植物制成"或"全天然"，试图让消费者相信这些产品是有机的、天然的或健康的。然而，当我们查看标签时，常常无法理解其成分的含义，

---

[1]　麦胶性肠病是一种遗传易感个体因摄入含麸质蛋白的谷物（小麦、大麦和裸麦）及其制品而诱发的慢性自身免疫性肠病。

这些成分很可能来自实验室，而非农场。在购买产品时，如果一个产品有 10 种以上的成分，我们应确保至少有 7 种是天然和有机的。

食物元素

了解营养科学非常重要。如果你有特殊的饮食需求，请在做出任何饮食改变之前与你的医生进行讨论。食物不仅仅滋养人体，它还满足我们对能量、结构、调节和保护的需求。你应该了解主要的营养元素以及它们与你的身体之间的关系。

碳水化合物

碳水化合物是一种常见的营养素，无论是简单的还是复杂的，它们都可以为你的细胞提供能量。未被立即使用的碳水化合物会转化为糖原或脂肪储存，以供未来使用。

脂肪

脂肪是一种高能量来源，也是一种常见的营养素，它可以携带脂溶性维生素并作为必需脂肪酸的来源。如果摄入过量，脂肪会被转化为体内脂肪以备将来使用。

蛋白质

蛋白质是第三种常见的营养素，对免疫系统尤为重要，它在酶、激素和抗体的产生中起关键作用。摄入富含酪蛋白或蛋白质的食物有助于形成新的组织，维持和修复已有的组织。当蛋白质摄入过量时，会转化为碳水化合物和脂肪以供将来使用。

维生素和矿物质

这些微量营养素，如钙、碘、铁、磷、钾和钠（矿物质），它们每天都推动着免疫细胞发挥正常功能。它们还调节身体的各种进程，包括血液凝固和神经刺激。脂溶性维生素包括维生素 A、D、E 和 K，水溶性维生素包括 B 族维生素和维生素 C。每种维生素都以各种方式帮助免疫系统发挥作用，包括保护健康细胞，促进免疫细胞的生长和活性，以及刺激抗体的产生。

根据流行病学研究，营养不良的人感染细菌、病毒和其他传染病的风险更高，因为即使是单一的营养素缺乏也会损害免疫反应，尤其是锌、硒、铁、叶酸、铜和 B 族维生素的缺乏。

补充剂

数十年来，医学界在关于是否需要使用补充剂的问题上一直存在争议。一些医生主张积极补充，但另一些医生则强烈反对。我们的身体拥有肾脏和肝脏等自身解毒系统，这是非常好的，因为我们现在接触到的合成化学物质比以往任何时候都多。尽管我们的祖先可能面临火灾导致的空气污染和细菌感染等问题，但他们没有像我们这样面临全球性的污染、抗生素耐药菌株，我们还要应对重金属、杀虫剂和加工食品等祖先从未接触过的物质。同时，不良的饮食习惯导致我们无法获得足够的盐分和矿物质。在你的饮食中补充维生素、矿物质和适应原可以帮助身体排出化学物质和病毒，比如人乳头瘤病毒，这些化学物质和病毒可能在体内滞留数月甚至数年。

特定的补充剂可以帮助治疗某些疾病。如患有骨质疏松症的成年人可能需要获得比他们从饮食中获得的更多的维生素 D 和钙。一些研究表明，维生素 C、维生素 E、类胡萝卜素、锌和铜的组合可以减缓与年龄有关的黄斑变性进程，这是老年人视力下降的主要原因。克罗恩病①或麦胶性肠病患者很难吸收某些营养素，可能会从补充剂中获益。许多人缺乏维生素 B_{12}，总是需要补充摄入。补充剂补充耗尽的代谢物并帮助创造新的线粒体，这可以促进新陈代谢。随着年龄增长，线粒体功能衰退会导致新陈代谢（身体将食物转化为能量的过程）效率降低。然而，能增强免疫系统的补充剂选择并不那么明确。虽然有一些公司正在开发支持全面免疫的日常补充剂，但作为我专业研究的一部分，我分析了 50 种不同的"免疫增强剂"，目前在美国销售的产品中，没有一种能达到我的预期。

对于一些补充剂来说，与其他补充剂一起服用可以获得更好的效果。例如，如果你想减缓衰老过程，每天服用能提供支持线粒体和细胞更新的补充剂可能是个好主意。为了促进大脑健康和思路清晰，每天服用一种含有益智成分的复合物可以增强灰质，减缓认知能力下降的速度。

对患有过敏症的人来说，无论过敏原已知或未知，都应该谨慎使用补充剂。补充剂通常包含乳制品或其衍生物，以及对你有害的多不饱和脂肪酸和植物油。

适应原

从草药或蘑菇中提取的适应原能帮助身体适应物理、化学或生物压力。根据理论，适应原能够增强身体对负面影响的"非特异性"抵抗力，激活身体的应激反应机制，有助于恢复体内平衡。在阿育吠陀医学（印度式草药疗法）中，适应原已有数千年的使用历史，并且科学研究已经证实了它们的益处。一些常见的适应原包括南非醉茄、越

---

① 克罗恩病是一种病因尚不明确的胃肠道慢性炎症性疾病，其发病可能与免疫、遗传、环境、微生物、黏膜屏障和内环境等多种因素相互作用有关。

橘、人参、狮鬃菇和灵芝。这些适应原确实具有许多已被证实的健康益处，包括改善细胞功能、促进大脑活动和增强免疫系统功能。适应原可以以酊剂、茶、粉末和药丸的形式出现，你可以单独服用或组合使用。

慎购补充剂

据 2017 年发表在《营养学杂志》上的一项调查显示，3 500 名年龄在 60 岁及以上的受访者中，70% 的人每天服用补充剂（包括复合维生素或单一微量营养素），54% 的人选择同时服用两种补充剂，而 29% 的人则选择服用 4 种或更多补充剂[64]。仅在美国，非处方药补充剂每年创造了大约 300 亿美元的销售额。那么，购买补充剂到底是值得的，还是纯粹浪费钱呢？

需要明确的是，并非所有的补充剂都相同，也没有一种补充剂适用于所有人。许多制造商将有益成分与有害添加剂或植物油混合在一起，因此了解你所购买的补充剂的内容非常重要。例如，从玉米、棕榈油、红花、大豆和向日葵等植物中提取的油通常是用于汽车和其他工业用途的润滑油，然而，补充剂制造商却会将其用作延长产品保质期的成分[65]。这些植物油对心脏、动脉和其他身体系统来说是不必要的，食用它们可能会破坏保持健康的机制。

如果你的饮食已经均衡，可能并不需要补充剂。然而，在当今社会，坚持真正健康的饮食并不容易，我们无法避免隐藏的毒素，如酒精和化学物质。补充剂不能替代健康、均衡的饮食，也不是万灵药，但在与更好的生活习惯相结合的情况下，如饮用优质水、减少酒精摄入或戒酒、减少高度加工食品摄入以及控制糖分摄入，补充剂可以帮助你恢复身体平衡。

糖

根据研究，最快导致 2 型糖尿病的因素之一是每天摄入 6 包糖果或甜味碳酸饮料。虽然这听起来可能有些极端，但确实有很多人这样做，有时甚至经常如此。喝完一杯含糖的碳酸饮料就能对你的免疫系统产生几个小时的影响。糖会损害你的先天免疫系统，过多的糖会导致细菌和病毒大量繁殖，这就是为什么糖尿病患者感染和患坏疽的风险更高。

根据《美国临床营养学杂志》的一项研究，仅摄入 75 克糖就足以削弱免疫系统。一杯碳酸饮料或一块糖的含糖量就达到了这个水平。摄入这些糖后，你的身体需要数小时才能恢复，前提是你没有再摄入更多的糖。即使你做对了所有事情，比如每晚睡眠 8 小时、定期锻炼、合理饮食，你仍然可能因为几杯碳酸饮料或几块糖而对免疫系统造成损害。

许多形式的糖是天然的，也就是说它们是从植物中提取而不是人工合成的，因此所谓的"纯天然"产品可能含有大量的糖。此外，成分清单中以糖结尾的任何成分都是一种糖。食品公司有时会偷偷添加更多种类的糖，包括右旋葡萄糖、果糖、乳糖、葡萄糖和麦芽糖。

糖的替代品和同义词

糖的常见替代品和同义词包括龙舌兰花蜜、龙舌兰糖浆、大麦麦芽、甜菜糖、黑糖浆、糙米糖浆、红糖、奶油、甘蔗汁、蔗糖、焦糖、角豆糖浆、细砂糖、椰子糖、糖果糖、玉米糖浆、固体玉米糖浆、结晶果糖、黑枣糖、德梅拉拉糖、糊精、葡萄糖、糖化麦芽、乙基麦芽酚、佛罗里达水晶糖、果糖、果汁、浓缩果汁、半乳糖、葡萄糖、固体葡萄糖浆、黄金糖、黄金糖浆、葡萄糖、高果糖玉米糖浆、蜂蜜、糖粉、转化糖、乳糖、麦芽糖浆、麦芽糖糊精、麦芽糖、枫糖浆、糖蜜、黑砂糖、帕内拉糖、原糖、精炼糖浆、大米糖浆、高粱糖浆、非离心糖、蔗糖、糖浆、鼻甲糖和黄糖。

酒精

根据神经科学的研究，任何程度的酒精摄入都对大脑功能不利。科学家、研究人员和临床医生长期以来一直在探究饮酒与健康衰退之间的联系。由于酒精对先天性免疫和适应性免疫的影响，长期饮酒者容易出现各种健康问题。

酒精进入身体后首先会与胃肠道系统接触，被吸收到血液中。酒精会改变肠道内微生物的数量和种类，从而干扰你的免疫系统，降低你对感染的抵抗力，导致器官损伤并减缓组织恢复。大多数人只知道过量饮酒会对处理毒素的肝脏造成伤害，但酒精也会破坏肺部内的纤毛，这些纤毛负责阻止病原体进入呼吸道。此外，酒精还会损害包括肺部在内的关键器官的免疫细胞，使你更容易受到呼吸系统疾病的影响。这种双重打击会增加肺部患病的风险。

然而，以上还不是全部。一项发表于 2022 年 3 月《自然》杂志上的研究发现每天喝一杯啤酒可以导致大脑整体体积缩小。平均而言，50 岁以上每天喝一杯啤酒的人的大脑比喝半杯啤酒的人显老两岁。每天多喝一杯酒会使他们的大脑过早衰老[66]。

对于孕妇来说，饮酒会大大增加新生儿感染和患病的风险，如胎儿酒精综合征。母亲饮酒会影响婴儿的免疫系统。最新研究表明，这些负面影响会持续到成年期[67]。

因此，尽量减少饮酒是增强免疫力和预防疾病的最佳策略。

宿醉助手

如果你饮酒过量，请避免使用对乙酰氨基酚（泰诺）类药物来缓解任何疼痛，因为它可能会进一步损伤你的肝脏。相反，你可以选择阿司匹林、布洛芬或萘普生等药物作为替代品。此外，服用维生素B复合物有助于促进你体内的酒精及其代谢产物的新陈代谢，服用奶蓟草则有助于肝脏在处理所有这些毒素后的康复过程。

超重

摄入错误的食物，包括糖和酒精，可能导致体重超过理想范围。一些研究发现，即使按照体重指数（BMI）计算为正常体重，女性腰围过大也会增加患心血管疾病的风险[68]。

肥胖与低度慢性炎症有关，这会给你的免疫系统带来压力。脂肪组织会产生脂肪细胞因子，这些因子会促进炎症的发生。尽管研究仍在进行中，但肥胖似乎也是感染流感病毒的危险因素之一，可能与T细胞功能受损有关[69]。根据最新研究，体内脂肪过多或过少都会降低免疫系统的功能。超重及其伴随的炎症会增加患2型糖尿病、高血压和心脏病的风险。

如果医生告诉你为了更好的健康需要减肥，请遵循医生的指示。

压力

当你面临压力时，身体会产生皮质醇，皮质醇增高会降低你的抵抗力，使你更容易受到各种病原体的攻击。仅仅30分钟的焦虑想法就会削弱你的免疫反应，因为压力已经破坏了你身体内部的平衡。

当你面临感知到的威胁时，比如恐怖电影、一只大型动物向你走来、有人闯入你家等，你的下丘脑就会激活全身的警报。你的肾上腺位于肾脏的顶部，它会分泌一系列激素，包括肾上腺素和皮质醇，帮助你应对正在发生的事情。肾上腺素会刺激心率、血压和能量水平。皮质醇是主要的应激激素，它会提高血液中的血糖水平，增强大脑处理血糖的能力，促进身体组织的修复。在战斗、逃跑或无法行动的情况下，皮质醇还会抑制不必要或有害的功能。它抑制消化系统、生殖系统，甚至生长过程，使你的身体专注于处理压力源。这个警报系统还与大脑中控制快乐、动力和恐惧的部分进行交流。

在长时间的压力下，你的身体会持续保持高水平的皮质醇，这与食欲增加和体重增加有关。压力过大会导致暴饮暴食，过多摄入不健康的零食或过度饮酒都会导致营养缺乏和免疫力下降。这就是为什么维持皮质醇平衡对体内平衡非常重要。皮质醇是你身体的急诊室，可以应对暂时的危机，但不能替代日常的好习惯。如果你无法摆脱焦虑或者它干扰了你的日常生活，请与你的医生或治疗师谈谈。

新冠病毒疫情几乎给所有人都带来了额外的压力。我们被迫与外界隔离，但人类是社会性生物，因此与外界隔离可能对我们的心理和身体健康造成巨大伤害。在疫情期间，你可能经历了恐惧、悲伤、经济困难或所有这些情况，这些只会加剧压力。因此，许多人在疫情期间的衰老速度可能比其他情况下更快，这是一个有科学证据支持的事实。压力会导致体内发炎，最终会缩短你的端粒，从而加速衰老。

隔离的长期影响

当 SARS 冠状病毒席卷全球时，我住在旧金山，正在为癌症患者开展突破性免疫疗法的早期临床试验。我们为生存而战，同时也在躲避致命的、不断变化的病毒。我们这些幸存者的生活发生了翻天覆地的变化，我们很快意识到医疗系统已经变得多么支离破碎。作为一名免疫学家，我不能只是袖手旁观，看着世界分崩离析。从疫情暴发的早期，我就参与了几个旨在帮助应对疫情的项目。

疫情限制解除后，我的一个朋友不得不回到办公室工作。她回到家后，在淋浴间里痛哭了好几个小时。过去重要的事情，如她的事业和升职，都变得不再那么重要了。她不想再承受工作带来的压力和打击。很多时候，我们坚持不懈地努力，却未能解决真正令我们生病的问题。正如我们都亲身经历的那样，隔离带来的压力是非常真实的。《柳叶刀》杂志的一项研究发现，仅仅 9 天的隔离就会提高成人和儿童的压力水平 [10]。

通过减少诱发因素（负面的思维、地点和人物）来管理压力是提高免疫的秘诀。每个人都会面临不同的压力，因此你可以通过多种方式来减轻压力，包括呼吸练习、冥想或祈祷，以及在第三部分中将讨论的其他方法。

锻炼

有规律的体育锻炼可以改善你的睡眠、代谢平衡和记忆力。然而，在一天中选择不合适的时间进行运动会造成比你想象的更多的伤害。你还记得昼夜节律吗？事实证明，你的生物钟也会影响锻炼效果。不同的细胞、组织和器官对运动的敏感性因时间不同而异。

你可能更喜欢下午跑步或晚上健身，但研究表明，早晨是进行剧烈运动的最佳时间，那是你的皮质醇水平最高的时候。无线耳机和健身追踪器制造商对 100 万人进行了一项研究，分析了他们的锻炼习惯。研究发现，早上锻炼的人更有可能每周锻炼 3 次或更多次，这是建议的锻炼次数。在参与者中，11% 的人在早上 6 点锻炼，这是最受欢迎的时间，其次是早上 5 点。晚睡者更喜欢早上 9 点开始锻炼。下午 6 点去健身房的人往往锻炼计划不稳定[71]。

　　不同的组织会在一天中的不同时间对运动做出反应，但这些反应会相互关联，形成一种协调的反应，控制你身体的整体能量水平。运动可以改善情绪、增强体能、帮助睡眠，还可以抑制食欲、控制体重和对抗许多健康问题。尽管有如此多的科学支持，但只有四分之一的美国人定期锻炼。这个数字在过去 20 年里没有改变，哪怕公众一直在积极宣传体育锻炼的许多好处[72]。

适度运动

　　高强度间歇训练（High-Intensity Interval Training，HIIT）最近在健身界非常流行，但最近的研究表明，如果你锻炼时不注意，它可能对你的免疫系统和软骨造成损伤[73]。然而，低强度慢速运动（Low-Intensity Slow-State，LISS）可以增强你的免疫系统。

　　慢跑和其他负重活动可以增强你的肌肉和骨骼，强壮的骨骼有助于预防骨质疏松症和骨折。力量或阻力训练（如举重）有益于整体健康，因为它可以帮助你保持肌肉质量，但需要注意的是肌肉比脂肪密度大，所以它可能会导致体重稍微增加。然而，过度的举重会对你的膝盖、肘部和背部造成伤害，加速软骨的磨损。

　　定期适度的运动可以改善心血管健康，降低患 2 型糖尿病和代谢综合征（高血压、高血糖、体内脂肪过多、胆固醇或甘油三酯水平异常以及其他症状）的风险。此外，运动还可以降低某些癌症的发病率，如乳腺癌和结肠癌。

　　运动可以改善情绪，增强你的思维和判断力。最重要的是，运动提高了你保持活力、享受生活的能力，延长你的寿命。根据疾病预防控制中心的数据，每周锻炼约 7 小时的人过早死亡的风险比每周锻炼少于 30 分钟的人低 40%[74]。

休息

锻炼间隔期可以帮助身体恢复并适应之前的锻炼。锻炼会消耗身体的能量和水分，因此你需要时间来重新补充这些资源。保持供应足够的肌糖原（即身体的碳水化合物储备）对于维持稳定的血糖水平至关重要。多项研究发现，身体至少需要 24 小时才能恢复消耗的肌糖原。恢复体液所需的时间较短，只需 1~2 小时。然而，由于不断产生尿液，你的身体仍然需要更多时间才能完全恢复水分平衡。

肌肉需要数周的锻炼和恢复周期才能生长，这被称为生理适应。肌肉、肌腱和韧带每天更新的比率为 0.4%~1.2%。在休息期间，身体有机会修复和生成组织。长期的适应性的改变，如增加血管数量或增大心脏的大小，需要数月的训练和休息。无论你的目标是什么，定期锻炼和休息都将增加你的有氧能力，使你的整个身体在执行各种功能和任务时变得更加有效率和强壮。

把握你的收获

为了改善蛋白质合成，研究人员发现，在 12 小时内，每 3 小时摄入一次乳清蛋白比每 12 小时或 6 小时摄入一次更有效[75]。

安排休息时间有助于预防过度训练综合征，过度训练会导致受伤、疲劳、失眠、抑郁、体重增加，以及具有讽刺意味的是肌肉还会停止生长。睡眠不足尤其会损害身体素质和整体健康。一项全面的研究发现，睡眠不足会使你在下一次锻炼时更容易感到疲劳，同时还会对认知功能产生不利影响[76]。

锻炼和减肥

减肥不可能是通过流汗就能简单实现的，但消耗能量可以帮助你在减肥后维持体重。让我们来计算一下。

体重要减掉一磅（约为 0.45 千克），通常需要消耗大约 3 500 卡路里的能量。大多数人跑步或步行一英里①只能消耗约 100 卡路里。一块巧克力蛋糕通常含有 400~500 卡路里的热量。如果你吃了这块蛋糕，你需要步行或跑步 4~5 英里才能达到能量平衡，既不增加热量摄入，也不会减轻体重。如果你不吃蛋糕并且每天消耗 500 卡路里的能量，你将在一周内减掉一磅体重。根据新陈代谢和大脑是如何适应饮食和运动的研究，即使是小幅度的减肥也需要大量运动。如职业运动员长时间进行剧烈运动，会导致体重减轻，因为他们每天燃烧数千卡路里。然而，普通人无法像他们那样锻炼，如果你那样做，就可能会感到更饥饿，因为你的身体会努力维持稳定的代谢状态。

睡觉

当人体需要休息时，你的昼夜节律就会启动。昼夜节律在调控多个器官中起重要作用，其中包括大脑。这种节律遵循着日光的信号，白天使我们保持警觉，而黑暗则让我们感到困倦。明亮的人造光或刺激物（如咖啡因或酒精）即使在晚上也会提高警觉性，扰乱生物钟并推迟入睡

---

① 1 英里约为 1.6 千米。

时间。

大脑会释放多种神经递质，它们传递促进睡眠或清醒状态的信号。γ-氨基丁酸是一种神经递质，能够降低神经细胞的活动，而神经细胞的活动对于睡眠至关重要。腺苷是另一种神经递质，白天会在大脑中积累，当腺苷浓度达到较高水平时，会让你在晚上产生困倦感。咖啡因通过阻断大脑中的腺苷受体来使你保持清醒。为了适应黑暗环境，大脑会分泌褪黑激素，这种激素有助于睡眠。然而，暴露在过多人造光（如电子屏幕的蓝光）下会抑制褪黑激素的产生，促进皮质醇的释放，从而使人更难入睡。血清素是一种在睡眠和清醒中起重要作用的神经递质，它能让人产生快乐的感觉。白天大脑释放血清素，晚上则用其来合成褪黑激素。

在你的睡眠与清醒周期中的不同阶段，大脑会释放多种激素，包括肾上腺素、皮质醇、组胺和去甲肾上腺素，这些激素会抑制睡眠。它们是为了应对压力而产生的，会使人保持清醒和警觉。在长期压力下，身体会产生促肾上腺皮质激素（ACTH），它会刺激皮质醇的分泌。失眠症患者的促肾上腺皮质激素水平较高。

在睡眠期间，身体会经历两个主要的睡眠阶段：快速眼动（REM）和非快速眼动（non-REM）。在每个普通的夜晚，人们会在这些阶段之间循环 4~6 次，短暂的清醒也是正常的。快速眼动睡眠阶段是做梦的时间，它对身体非常重要，但大部分睡眠都在非快速眼动睡眠阶段度过。

睡眠不足或睡眠质量差可能有以下一种或多种原因：

- 在白天或晚上喝含咖啡因或含酒精的饮料。
- 在深夜看电视或使用屏幕。
- 没有遵循规律的睡眠时间表。
- 睡眠环境太亮、太吵或不舒适。
- 昼夜节律时间变化，如时差反应、通宵工作或熬夜。
- 疾病，如睡眠呼吸暂停、失眠或周期性肢体运动。

• 其他医疗状况，包括慢性疼痛或心脏、肺部或肾脏疾病。

睡眠不足会导致皮质醇水平升高，进而使你的免疫系统难以维持稳定状态。此外，皮质醇还会分解皮肤中的胶原蛋白，导致过早出现皱纹。研究表明，睡眠不足对记忆力、运动技能和大脑功能会产生不利影响。当你疲劳时，犯错或发生事故的风险更大。持续的疲劳会增加患心血管疾病、癌症、抑郁症、糖尿病和中风的风险。上述原因中的最后两项需要医学评估和干预，但你有能力改变前 5 项。

持续关注

你正在阅读这本书，因此你在"免疫"这个话题上处于领先地位，但这并不意味着你可以停止关注。有很多事情需要你了解和考虑，如你接触到的化学物质、摄入的食物、压力的影响以及压力大的工作如何影响你的身体等。这一切都很重要，尤其是如果你想减缓衰老的过程，过上健康的生活。无论你是想了解饮用水中化学物质的影响或者在杂货店解读标签，还是决定喝杯酒或者去慢跑，都要保持警惕并获取可靠的信息。你的健康在受到威胁。每当你的身体处于营养不良、醉酒或经历其他痛苦时，这些问题都会以大大小小的方式影响你的身体健康。你的日常习惯会影响身体的每个部位，因此请仔细考虑你今天和明天所做的决定。它们可能会拯救你的生命。

采取行动

• 如果你经常服用奥美拉唑、苯海拉明或非处方安眠药，请戒掉它们。

• 注意你吃的食物中有多少是包装食品。

• 增加富含花青素和生物类黄酮的食物摄入量。在日常饮食中添加营养酵母、螺旋藻或海藻。补充维生素 D 和维生素 A。保持饮食多样化。

• 尽量避免购买含有超过 10 种成分的食物。

• 如果你要食用的产品中含有 10 种以上的成分，请确保至少有 7 种是天然和有机的。

• 检查你经常食用或储备的食物。查看添加糖的营养标签和以糖结尾的词语的成分列表。

• 减少酒精摄入量。如果一定要喝酒，请避免酒后使用对乙酰氨基酚类药物来缓解身体疼痛，你可以选择阿司匹林、布洛芬或萘普生，以及维生素 B 复合物和奶蓟。

• 如果焦虑或其他压力干扰了你的日常生活，请与医生或心理治疗师谈一谈。

• 如果你锻炼不规律，请尝试在早上或至少在当天早些时候进行锻炼或其他身体活动。

• 如果你经常锻炼，请不要忽视将合理的休息纳入你的日常活动中。

• 避免兴奋剂，如酒精和咖啡因，以及电子屏幕发出的蓝光，这将改善睡眠状况。

• 不断问自己：我的日常习惯有利于预防疾病还是会导致疾病？

3. 医学的未来

未来是属于那些今天就为之做好准备的人。

——马尔科姆·艾克斯

古埃及时期，牧师兼任医生的角色，在尼罗河沿岸的生命之屋或寺庙中他们实践了最早有记载的医学形式。几千年来，科学、生物学和人类疾病的奥秘一直显得神秘莫测。在近代历史中，居住在小城镇的人们很少驱车前往城市医院接受正规医疗服务，也没有紧急护理诊所。但是，几乎所有小城镇都有自己的医生，他们与每位居民建立起了联系，从出生到死亡，这种个人化的关系使得小城镇医生能够提供量身定制的病人护理。

自从有牧师或医生的时代以来，我们在医学领域取得了巨大的进步。我们发现了成千上万种不同的细胞类型、数百万种基因组变异以及与疾病相关的无数基因。这些基因在你的体内以几乎无法想象的方式组合。随着每一项新的认识的出现，我们离揭开长寿之谜又更近了一步。

然而，正如医学界所承认的，我们目前的医疗保健系统主要是在问题出现时才进行干预和解决，而不是积极地维护人们的健康。在过去的一个世纪中，官僚主义和利润压倒了医学的深层原则，人与人之间的关怀逐渐减少。新技术的一个具有讽刺性的缺点是，过于个性化的医疗护理经常忽略了人类的复杂性。这就是为什么将现代医学与传统的人文关怀结合起来是如此重要。瑞士正在推进一项被称为"人身医学"的运动，并在世界其他地方引起了越来越多的关注。人身医学将先进的技术优势与更深入地理解影响患者健康的个人因素相结合，这是非常重要的。

敲响警钟

阿特·范·齐是一位小镇医生，自20世纪70年代以来一直在弗吉尼亚州彭宁顿峡谷的社区诊所工作。在1990年代后期，他注意到这个仅有1900人口的小镇中，青少年服用阿片类药物过量导致死亡的数量异常高。范·齐博士向普渡制药公司提出了这个问题，甚至最终请求美国食品药品监督管理局介入。由于他与社区长期的紧密联系，使范·齐博士能够第一时间观察到即将到来的阿片类药物危机。

个人基因组学

精准医学涉及多个领域：表观基因组学，即研究导致基因激活和失活的原因；基因组学，即基因组研究；代谢组学，即细胞代谢研究；以及个人基因组学和药物基因组学。本章将探讨这些领域。个人基因组学关注个人独特的生活环境，以及这些环境如何影响疾病易感性、对社会决策的遗传反应和对不同类型治疗的潜在反应。根据从业者的不同，个人基因组学可以将个体的行为、文化、经济、心理、社会和精神因素纳入整体医疗保健方程中。

那对你来说意味着什么呢？通过分析所有这些情况，以及与你的健康之间的关系，医生可以做出更准确的预测，并通过分析更多的数据点来帮助你找到更好的方式来保持健康。例如，根据你的工作与生活平衡绘制不同的生物标志物，可以帮助医生确定你需要改变的生活方式，预测你对治疗的反应程度。

不仅仅是数字

你的健康不仅仅反映在实验室结果中，它还受到你的消费习惯、工作环境、社区参与以及生活中的爱等多个方面的影响。社会因素对你的生活质量和寿命有着巨大的影响。为了保持健康，有时候你需要重新审视过去的选择，如离开你不再喜欢的工作或结束已经恶化的关系。健康和长寿需要自我意识，只有你自己能够掌控自己的生活方向。

由网红驱动的注意力经济确实能让人们根据他人的评论或推荐购买产品，无论是与健康相关还是无关的产品，但这些人并不一定是专家。你的朋友可能会推荐一些减肥计划、补充剂、日常锻炼方案和饮食习惯，但它们可能对你没有任何效果，甚至可能对你造成伤害。这就是个人基因组学的价值所在。它综合考虑了你生活的各个方面，为你的健康状况提供了全面的视角。随后，通过数据分析，我们可以为你量身定制从健康老龄化到癌症治疗等各种问题的解决方案。作为个体，你对自己健康的了解和了解 DNA 或实验室测试结果同样重要。

这种全面的视角不仅仅是一种潮流，它赋予患者更多自主权，让他们参与并考虑他们所处的社会群体。即使是基本的健康决策信息泛滥也可能让人感到困惑和无所适从。医生应该帮助你做出选择，讨论可能的治疗方案，并回答你的问题。当医生了解你的背景、社区和个人经历时，你获得更好的治疗的机会就会大大增加。

如果你曾经觉得自己只是医疗系统中的一个数字，那么个人基因组学旨在改变这一点。它将精准医学与健康生活相结合，将不同的医学学科融合在一起，以产生最大的影响。例如，想象一下将有关你的心肺健康和营养表型数据结合起来，以改善心脏健康并更好地管理体重。个人基因组学可以使个性化医学重新回归人性化，而免疫系统是个性化医学的最佳应用之一。

免疫疗法

如果我告诉你，我们可以调节你的免疫系统来对抗疾病，包括治疗癌症，你会怎么想？这就是免疫疗法的作用。我知道这一点是因为我曾领导并与诺贝尔奖得主一起为癌症患者进行复杂的临床试验，使用了新型免疫治疗药物组合。这种新型免疫疗法正在帮助数百万人过上更长寿、更健康的生活。一些药物可以减轻自身免疫性疾病（如银屑病或类风湿关节炎）的症状；另一些药物可以释放免疫系统的潜力，在短时间内缩小肿瘤。尽管这并非是适用于全球所有患者的解决方案，但免疫疗法的未来前景仍然十分光明。科学家仍在努力理解为什么一些患者的身体对治疗产生抵抗，这是该领域的挑战之一。

免疫疗法的历史可以追溯到 19 世纪 90 年代的纽约市，当时威廉·科利使用一种会引起严重皮肤感染的细菌来治疗一位无法手术的癌症患者。这位患者名叫佐拉，患有多种晚期肿瘤，其中一种位于喉咙，导致他无法进食。在接受治疗后不久，佐拉的肿瘤缩小了，并且他恢复了正常的生活。尽管如今，这样一种完全不符合医学伦理的试验会受到谴责，但科利的试验被证明是成功的，并成为已知的最早的免疫疗法案例之一。随后，他给 1 000 多名癌症患者注射了细菌或细菌产物，最终被称为科利毒素。

科利因为他的理论遭到了严厉的批评，因为当时科学家普遍认为免疫系统只是被动的机能，与治疗疾病几乎没有关系。然而，科利的原理却是正确的，他意识到免疫系统具有更广泛的功能和潜力，超出了仅仅只能预防感染的范畴。免疫疗法通过引导和增强免疫系统的自然防御能力来对抗疾病，如激活免疫细胞来对抗肿瘤。

尽管在科利毒素出现的时代，化疗和放疗已经发展起来，医生很快就忘记了科利的理论和工作战果，但科利仍然是完美医生的楷模。他的非传统思维超越了当时的常识，他通过治疗患者并观察所见来分析和推动医学的发展。他的思想为我们今天的许多发现奠定了基础，这也要归功于其他有远见的科学家，他们深入研究了免疫系统如何影响了健康的其他方面。

在科利毒素出现的近一个世纪后，现代免疫疗法领域应运而生。许多医生，包括我自己，因亲身经历了失去家人的痛苦而进入这一特定领域。当代免疫疗法之父詹姆斯·艾利森目睹了母亲死于淋巴瘤和兄弟死于前列腺癌，这激发他追求自己事业的动力。在 1981 年，他提出了免疫系统具有抗癌能力的理论。当时，科学界甚至怀疑过通过操纵免疫系统来治疗和治愈疾病的可能性。然而，经过多年的研究和许多其他研究人员、实习生、研究护士和患者的帮助，他发现了免疫检查点抑制剂疗法。他的研究表明，人体内存在一种分子作为免疫反应的油门踏板，而另一种分子则起到刹车的作用。艾利森想出了如何绕过"刹车"，让免疫系统有机会消灭癌症的方法。

根据艾利森的工作，百时美施贵宝（美国跨国制药公司）开发了药物 Yervoy（商品名，逸沃），其药品名为 iPilimumab（伊匹单抗）。作为市场上第一个免疫检查点抑制剂药物，Yervoy 将转移性黑色素瘤患者的生存期延长了数月至数年，20% 的患者可以再活 10 年或更长时间。根据世界卫生组织的数据，每年有超过 5 万人死于黑色素瘤。其他免疫检查点抑制剂药物也相继问世，用于治疗膀胱、肾脏、肺部、颈部、皮肤中的多种癌症。

　　医学博士和免疫疗法研究员本庶佑也为该领域做出了重要贡献。在20 世纪 90 年代，即传统免疫疗法兴起之前，本庶博士的研究发现了一种在自身免疫性疾病中发挥关键作用的蛋白质。通过抑制该蛋白质，T 细胞可以更好地靶向并杀死癌细胞。本庶的研究与艾利森的工作相呼应，两位科学家因对通过抑制负性免疫调节来治疗癌症的发现而共同获得了2018 年的诺贝尔生理学或医学奖。他们的工作彻底改变了癌症治疗，挽救了无数生命，也改变了我们对免疫系统的基本认识。

　　大约在同一时间，艾利森与另一位研究人员杰弗里·布卢斯通合作，研究了 T 细胞及其在自身免疫中的作用。在某些自身免疫性疾病中，免疫系统超越了其正常的作用范围。布卢斯通和艾利森发现了一种负性免疫调节的检查点，这对于一些自身免疫性疾病来说非常重要。他们的工作揭示了癌细胞逃避免疫系统的机制，为免疫疗法的发展奠定了基础。免疫疗法领域目前的市场价值超过 1000 亿美元。

　　与人体免疫系统工作机制类似，该领域的免疫疗法主要分为两个分支：激活疗法和抑制疗法。激活疗法旨在增强或刺激人体自身的免疫防御能力，而抑制疗法则通过调节免疫系统的活性来抑制其过度活跃的反应。

激活免疫疗法

　　这些疗法可分为两类：非特异性疗法和特异性疗法。非特异性疗法会产生一般性的免疫反应，而特异性疗法则会产生针对特定抗原的反应。激活免疫疗法包括细胞移植、检查点抑制剂（艾利森所使用的）、靶向抗体、感染肿瘤细胞的病毒和疫苗等形式。

　　细胞移植法使用患者自身的 T 细胞，在实验室中经过改造和扩增后，再重新注入患者体内。临床研究显示，接受这种治疗的转移性黑色素瘤患者的肿瘤明显消退。

　　靶向抗体，也称为单克隆抗体，有助于抵御细菌和病毒，能破坏癌细胞，刺激免疫系统消除它们。第一种用于人类的单克隆抗体药物经过几十年的研发才上市。近年来，多种药物已获得治疗疾病的批准，临床研究人员正在开发数百种药物。

　　病毒感染免疫疗法已经缓解了一些白血病患者的症状。在 20 世纪 60 年代，研究人员使用登革热病毒、爱泼斯坦-巴尔病毒和肝炎等病毒治疗某些类型的癌症，但结果却各不相同且缺乏充分的记录。这些病毒感染免疫疗法并不总是有效，但引起支气管炎、结膜炎、哮喘和肺炎的腺病毒则显示出更有希望的结果。在一项研究中，临床医生使用腺病毒治疗了 30 名晚期卵巢癌患者，仅在两周内，就有三分之二的人表现出肿瘤缩小的迹象 [77]。如今，生物技术公司正在利用病毒预防和治疗癌症，甚至包括其他与病毒相关的疾病。

　　自从 1796 年英国的爱德华·詹纳开发出第一种针对天花的疫苗以来，疫苗对于培养我们的适应性免疫力发挥了关键作用。从那时起，疫苗挽救了全球数亿人的生命。正如我们在 2020 年所了解到的，开发和测试针对 SARS-CoV-2 的 mRNA 疫苗需要科学家、制药公司和政府机构付出巨大的努力。幸运的是，他们取得了成功。通过简化现有流程中的几个步骤，基因组疫苗有望缩短制造时间，目前已有几项临床试验正在对其进行测试。此外，生物技术公司还致力于开发一种能够编码多种蛋白质序列并在需要时进行修改以应对突变和变异的疫苗，从而实现使用单一疫苗预防多种疾病的目标。

抑制免疫疗法

　　抑制免疫系统起初听起来像是个坏主意，但它有很多实际的好处。

其中最重要的两个好处是抑制移植后出现的排斥现象和危及生命的过敏反应。你的免疫细胞会不断地巡逻你的身体，寻找外来物质并试图攻击和中和它们。接受组织或器官移植的人需要服用免疫抑制药物来训练他们的免疫系统，使其不会对那些新的组织进行攻击和破坏。如果没有这些药物，他们的身体可能会排斥那些用于挽救生命的移植组织或器官。此外，除了治疗严重的过敏反应（即对无害物质过度反应的情况），免疫抑制疗法还可以治疗一些严重的自身免疫性疾病，如克罗恩病、红斑狼疮、多发性硬化症、类风湿关节炎和溃疡性结肠炎。

多年前，医生曾使用煤焦油洗发水来治疗银屑病，但当制药公司勇于进行大胆的研究时，好事情就会发生。你的免疫系统自然地会产生一种叫作肿瘤坏死因子（TNF）的蛋白质。然而，有些人会产生过多的这种蛋白质，导致炎症的发生。在临床试验中，研究人员观察到阿达木单抗这种药物可以通过阻断肿瘤坏死因子攻击健康细胞来对抗银屑病和其他自身免疫性疾病的有效性，从而减少炎症的发生。阿达木单抗以商品名 HUMIRA（修美乐）命名，专门用于治疗类风湿关节炎，其仅在2020 年就创造了近 200 亿美元的销售收入。

战胜癌症

我和朋友戴维目睹了免疫疗法的威力。戴维和他的妻子谢丽尔（并非真名）有着特殊的默契和魔力。这被有些唯心主义者称之为灵魂伴侣，而浪漫主义者则认为这是爱情的体现。他们都来自得克萨斯州的一个小镇，在高中时相识，并在毕业典礼上结为夫妻。戴维在销售领域工作了近 20 年，他的人生使命就是让谢丽尔快乐。

一个星期一的早晨，当戴维开车送他们的女儿上学时，他突然感到腰部剧痛。他认为是自己的车太旧了导致的，但随着时间的推移，疼痛越来越剧烈。他服用了布洛芬（一种非甾体消炎药）来缓解疼痛，谢丽尔十分担心想让他去看医生。戴维认为等到下班时间再去医院就可以了，他只是希望疼痛能够消失。然而，在那一年的感恩节晚宴后，他的疼痛变得难以忍受，以至于他无法从沙发上起来。谢丽尔带他去了医院。

经过一周的验血、扫描和活组织检查，医生诊断出他患有前列腺癌。前列腺特异性抗原（PSA）是一种能够液化精液并使精子具有游动能力的蛋白质。医生通过测量 PSA 的水平来评估是否患上前列腺癌。高水平的 PSA 通常表示疾病更具严重性。戴维的 PSA 水平比平均水平高出 10 倍，而且疾病已经扩散到他的骨骼。

从那天起，戴维、谢丽尔和他们的家庭生活永远改变了。这个消息让他们很伤心，但肿瘤专家给了他们一线希望。他向他们保证，手术、放疗和化疗可以帮助大卫控制这种疾病。如果一切顺利，他以后就可以过上健康的生活。

戴维曾在一家大型科技公司工作，他拥有许多美国人所没有的优势。他拥有良好可靠的医疗保险，该保险覆盖了大部分的医疗计划，医生建议他可以在接受治疗的同时继续工作。

然而，手术两个月后，他们接到了一个坏消息。肿瘤迅速扩散，他们需要迅速采取行动。在审查了病理报告后，戴维的肿瘤医生，一位来自纽约的新秀专家，将他转移到了休斯敦的世界级癌症中心。戴维有一个获奖的团队来为他进行治疗，但激素治疗失败了，化疗也没有阻止癌症的发展，反而使他的头脑变得迷糊。两年后，他瘦了 15 磅（约为 6.84 千克），面目全非，感到筋疲力尽，并且经常做噩梦。癌症扩散时，会压迫神经细胞，引发极度的痛苦。有一次，疼痛变得极其剧烈，戴维请求服用镇静剂。最糟糕的是，他已经没有治疗方案了。

向患者传递坏消息是医生面临的最艰难的任务之一。肿瘤科医生每天都要传递沉重的诊断结果，但他们并没有接受过正式的培训或准备好来应对这个令人沮丧的任务。团队建议戴维处理自己的事务，与亲人共度剩余的时间。一家人陷入了绝望。他们现在无能为力，只能等待死亡。

然而，就在戴维前往临终关怀的病房时，他接到了一个电话。肿瘤学家告诉他："下周将开始一项人体临床试验，你可能有资格参加。我不能保证，但我们认为你应该试一试。"

电话还没结束，他的妻子就将车调转了方向，她没有放弃。"就这样，"她说，"我们回去试试。"

回到癌症中心，肿瘤学家向他们介绍了一项研究两种免疫治疗药物组合治疗的一期试验。这些药物可以激活戴维的免疫系统，让他的免疫细胞攻击癌细胞。

在免疫疗法出现之前，癌症的治疗方法通常是通过手术切除肿瘤、使用化疗毒杀癌细胞，或者采用放疗烧灼癌细胞。然而，免疫疗法并不直接攻击肿瘤，而是通过解除戴维自身防御系统的抑制，让他的免疫系统充分发挥作用。

在接受第一次治疗的 3 周后，戴维的肿瘤缩小了，他的疼痛程度减轻了 70%，几个月来他第一次笑了。一年后，医生宣布他摆脱了癌症，从那时起他一直处于缓解状态[①]。每个月，谢丽尔仍然会给那位告诉他们临床试验的人寄一份酸橙派。她相信她的家人经历了一场奇迹。对我来说，奇迹就是我们对免疫系统的了解治愈了戴维的癌症。也许我们都是正确的。

基因改造

有时，出生时存在的基因突变会阻止人体产生必需的止血蛋白质。

---

① 意味着疾病没有再次出现或恶化，这通常指癌症的症状暂时减轻或消失，但患者仍需要定期检查以确保疾病没有复发。

血友病 B 是一种相对罕见的疾病，大约每 2.5 万名男性新生儿中就有 1 人患有此病。这种疾病会导致血液紊乱，容易瘀伤和出血，从而可能引发严重出血甚至死亡。患有这种疾病的人常常与终生的焦虑和恐惧作斗争，因为任何事故，无论多么轻微，都可能有致命的风险。

最近的基因疗法在治疗中发挥了作用，但并不是人们所期望的方式。科学家通过对病毒进行基因改造，使其携带能够产生缺失蛋白质的基因蓝图，并将其传送到肝脏。根据发表在《新英格兰医学杂志》上的研究，仅经过一次基因治疗的输注后，在临床试验中的 10 名患者中有 9 名患者的肝脏开始产生正常水平的蛋白质，因此他们不再需要定期注射缺乏的凝血因子。当然，仍然存在许多问题。比如：这种基因疗法的费用是多少？患者将如何获得这种治疗？该治疗的有效性是否会随着时间的推移而持续下去？但是这些研究结果给人带来了乐观的理由[78]。

预防艾滋病病毒

根据世界卫生组织的数据，在 2020 年，癌症导致全球近 1 000 万人死亡，已成为全球死亡的主要原因之一。然而，医学界对肿瘤生长和免疫系统之间联系的科学理解始于 20 世纪 80 年代的艾滋病流行期间。艾滋病病毒破坏了患者的适应性免疫系统，导致患者死于罕见的肿瘤，如卡波西肉瘤，但患者的先天性免疫系统仍然能够保护他们免受更常见的癌症侵害。因此，医生希望了解如何改善艾滋病病毒感染者的免疫系统，以提高其效力。

多年来，全球艾滋病病毒感染率逐年上升，从 1990 年的 850 万增加到 2013 年的 3 500 万，哪怕高效的抗逆转录病毒疗法使死亡率急剧下降。正如我们在"与病毒长期共存"一章中所讨论的，最好的治疗方法是预防。暴露前预防包括每天服用抗病毒药物的药丸，可以在病毒感染

T 细胞和巨噬细胞之前，在体内消灭病毒。临床试验表明，市场上的两个知名品牌 Truvada（舒发泰）和 Descovy（达可辉）是安全的，几乎没有副作用，如果坚持服用，性传播感染的风险可以降低 99%。在理想情况下，所有需要暴露前预防的人都可以像使用避孕措施一样获得与使用它。

新疗法并不适合所有人

在健康人群中，免疫系统的行为是可预测的，它能够针对异常细胞而忽略健康细胞。然而，并非每个患者都对免疫疗法的药物有反应，因此免疫学家和免疫治疗师仍在努力寻找原因。虽然在隔离和实验室环境中，细胞和系统以几乎相同的方式运作，但它们与其他细胞相互作用的方式在每个人身上都略有不同或显著不同。此外，一些人会因过度活跃的免疫系统而遭受严重的副作用，因此保持治疗有效性和限制这些副作用之间的平衡是一个重大挑战。

通过免疫疗法，只有大约 15% 到 20% 的患者能够获得长期的效果。在美国每天接受癌症诊断的 5 000 人中，只有 40% 符合接受检查点抑制剂免疫疗法的条件。然而，平均而言，只有不到 15% 的人会得到临床益处。矛盾的是，一些研究表明，有时一个人对免疫治疗的反应会导致肿瘤的生长和扩散。《临床癌症研究》杂志发现，在接受免疫疗法治疗的 155 名患者中，有 8 人的肿瘤症状恶化[79]。

在许多情况下，肿瘤对免疫疗法的药物或药物组合会产生抗药性，这就是为什么医生经常将免疫疗法与化疗、放疗、手术和其他治疗方法结合使用。当转移发生时，细胞环境与原发性癌症发展的地方发生了巨大变化，这本质上同时导致了两个需要解决的癌症问题。这些变量和相互作用可能导致 T 细胞以未知的方式失去作用。一些癌症，如前列腺癌，被证明对免疫疗法具有难以置信的抵抗力。因此，戴维真的是一个幸运的人。

对于那些与癌症、银屑病、类风湿关节炎或 SARS 冠状病毒作斗争的患者来说，治疗带来了希望，这让我们感到非常欣慰。然而，寻找可靠的患者反应预测指标仍然是研究人员面临的最大挑战。医生缺乏可靠工具来确定哪些患者将从临床试验中受益，并且针对这些患者的特征分析进展缓慢。

在美国，只有大约 8% 的癌症患者使用这些新疗法。志愿者参加了全球数千项临床试验，帮助科学家揭开现代医学的奥秘，但我们仍需要更多的志愿者。只有在志愿者报名参加测试后，实验疗法才能成为治疗方法。然而，目前可供测试的药物数量远多于志愿者的数量。

药物基因组学

该研究领域研究的是基因如何影响人对药物的反应。如，10% 的高加索人具有一种遗传变异，这使得他们的身体难以代谢治疗急性淋巴细胞白血病的硫嘌呤类药物。临床试验已经开始利用药物基因组学，这正在逐渐成为常态。制药公司正在开发基于药物基因组学的新药物，并确定如何个性化使用旧药物。（药物基因组学的进展可能会较慢，因为药物需要较长时间才能获得批准，这比分子和诊断测试更加复杂。）

基因分型对我们的意义就像 20 世纪的 X 光一样。基因检测将改善对疾病易感性、发病时间、范围，甚至严重程度的预测，以及哪些治疗或药物可能有效或有害。然而，基因分型并不总是与个体对药物的反应相关，这就是个人基因组学如此重要的另一个原因，因为它将考虑到个体的生活方式、环境、社区和文化因素，并为个体设计理想的治疗方案。

医学中的人工智能

你想健康无痛地活到 100 岁吗？个人基因组学、免疫疗法和人工智能（AI）正在帮助实现这一目标。20 年前，整个医学领域与现在看起来非常不同，请思索一下在遗传学、干细胞、技术和数据处理方面的所有进步，也许在 10 年或 20 年后，医生将以不同的方式与患者互动。

在新冠疫情之前，远程医疗还处于起步阶段，但在过去几年中，无接触检查、体温检查和虚拟健康就诊已变得司空见惯。线上健康是医疗保健服务的技术模式，它将无线、数字、电子和移动健康技术结合在一起。作为个人基因组学的一个子集，它的目标不是变得不那么个性化，而是变得更加个性化。这些设备、服务和干预措施直接满足个体的需求，让健康相关数据无缝跨平台和专业，使个体能够更主动、更高效地获得护理。

这些只是一些技术创新的例子，它们将继续发展、改进并在全球临床试验中发挥更大的作用：

- 使用安全的云账户以存储测试结果、基线 DNA 和基因概况。
- 大规模的基因组分析计划，为治疗决策提供信息。
- CRISPR 技术（一种基因编辑技术）用于诊断和治疗。
- 数字床位监测系统，可提醒医护人员对易跌倒或易患褥疮的患者进行监护。

正确存储、共享和使用所有这些信息将是让你做出更明智的选择和有效的个性化医疗的关键。

神经接口技术

在 20 世纪 60 年代，第一个用于治疗听力丧失的人工耳蜗的发明催生了神经接口技术（Neural Interface Technologies，NITs）的领域。
1997 年，美国食品药品监督管理局批准了深部脑刺激用于治疗震颤，最近，一些实验性治疗旨在恢复瘫痪或失明后的身体功能。

埃隆·马斯克于 2016 年推出了 Neuralink（神经科技和脑机接口公司），旨在通过"超高带宽脑机接口"将人类大脑与人工智能连接起来。帕格是一只 9 岁的猕猴，通过脑神经连接技术，它可以通过意念玩乒乓球电子游戏。帕格大脑中植入的接口使它仅凭意念就能控制数字操纵杆。芯片记录了帕格的神经活动，并将数据输送到解码器算法中，实时预测了帕格的预期手动运动意图。该项目旨在开发这项技术，使瘫痪患者能够仅通过大脑活动使用手机或电脑。

布莱恩·约翰逊的公司正在开发另一种神经接口技术，这是一种光学头戴设备，可以通过记录局部血氧变化实时监测大脑活动。2018 年，加州大学伯克利分校的研究人员发明了神经"尘埃"，即毫米大小的可植入的无线神经监视器和刺激器。科学家正在测试这些被称为"电子药物"的微型传感器，作为癫痫和瘫痪等神经系统疾病的治疗方法。近年来，人们推动了非侵入性、可穿戴的神经接口技术的发展，如手腕佩戴的 CTRL-kit。该技术于 2019 年推出，利用微分肌电图将电脉冲转化为动作，从而让你可以用意念控制机器。

虽然这些概念可能听起来像是科幻小说中的情节，但触摸屏、地理定位器、耳机和其他电子设备已经将我们与虚拟世界连接在一起。神经接口技术则进一步推动了这些联系和发展潜力。想象一下，如果我们通过大脑植入物就能预防阿尔茨海默病或减轻其可怕症状。虽然目前尚不可能实现，但研究人员和生物技术公司正在努力实现这一目标。未来的医学将利用大脑和机器之间已经模糊的界限，通过贴片、芯片和设备与中枢和外周神经系统进行交互。那些尚未发明的神经接口技术将改变医学和人类现实的现有界限。然而，与此同时，我们也需要关注准入、道德、隐私和监管等方面的问题。

在未来，我们对自身健康的认知将更加深入。通过基因检测、表观遗传学监测等方法，我们将能够获取更多关于自身潜在风险和预测的信息。这将使个人和医生能够根据个体情况做出决策和调整治疗方案，以预防和治疗疾病，从而延长寿命。遗传学、免疫学、人工智能和数据科学等领域的突破将为我们提供知识、资源、工具和理想的护理模式。随着对身体内部了解的增加，我们将更加了解个人选择如何影响健康，以及如何进行调整以获得更健康、更长寿的生活。

采取行动

• 请向你的医生咨询他们是否熟悉并从事个人基因组学的相关工作。

• 重新审视可能会影响你健康的生活选择，包括客观地考虑你的人际关系、工作和居住地。你的伴侣是否对你产生积极影响？你的老板或客户是否给予你激励或是拖累你？是否需要考虑搬家？如果你有机会重新开始，你会做些什么不同的选择？什么让你内心感到愉悦？改变这些情况是否对你的健康有积极影响？将这些想法记录下来，制定一个积极变化的实施计划。

• 请审视一下你的朋友列表。你是否愿意与他们交换生活？他们是否支持你？或者你只是忍受他们的存在？根据情况做出相应的整理。

• 你还可以向你的医生咨询有关参与临床试验的事宜。

• 向你的医生询问他们是否采用了数字或人工智能举措，以及这些举措如何改善了你的健康和福祉。

第三部分

七周免疫力提升方案

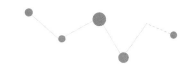

1. 计划概述

多年前，在瑞士的一次医学研讨会上，一位肿瘤学家分享了一个比喻，他将照顾身体比作照顾一辆老爷车。他提到，每当他的汽车需要修理时，他都会把它带到一家值得信赖的专业机械师那里。如果你的汽车开始出现异常噪音，而你不知道是什么原因引起的，你可能会把它带到专业人士那里。你会向专业人士解释发生了什么，委托他们甄别问题并解决它。同样，你应该对你的身体采取同样的态度——如果某些功能出现问题，你需要寻求专业的医疗帮助。成功的领导者知道将项目和任务委托给专家会取得更好的结果，照顾好自己的身体也是如此。不要试图通过网站搜索来自己解决健康问题，即使医学专家也会寻求其他专家的帮助来处理自己的健康问题。

请允许我换一个相关的比喻来解释。你的身体就像一台硬件设备，由心血管、呼吸、免疫和其他系统组成，它们使你的生命得以存在。你的基因组是运行这一切的软件，而你则是作为用户，试图在你体内导航并与之互动。当你有意识地引导你的身体时，你的系统和软件会在后台默默工作，以保持一切顺利运行。

然而，今天许多人经常忽略身体系统发出的报错信息，这些信号是警示可能出现问题的信号。也许你不知道为什么你的肠胃会发出奇怪的声音，或者你可能不记得上一次感觉良好是什么时候了。我们的日常生活非常繁忙，包括工作日程、家庭责任以及奔波于不同地点之间，这些可能使我们偏离了健康的轨道或干扰了我们的生活。如果我们不加以改善，未来可能会面临身体或经济上的负担，因为医疗费用可能非常昂贵。

我有个循序渐进的行动计划将帮助你优化免疫系统，改善整体健康状况。它从建立关于你身体的基础知识开始，并为你提供一个每日和每周例程的模板，以确保你的健康保持在最佳状态。尽管该计划只持续7周，相对于一生而言只是短暂的一刻，但它可能会带来巨大的影响。该计划提供了提高能量水平、预防疾病、延缓衰老过程和延长寿命的工具。你将逐步实施这些步骤，一次一个，而不是在一夜之间做出巨大的改变，每一周都建立在前一周的基础和成功之上。

第一周，你将了解自己，收集健康数据，评估你目前的状况。第二周，你将学习使用跟踪工具，以便能够监控你在培养更健康的日常活动方面的进度。第三周，你将探索正确的饮食习惯以提高免疫力。第四周，你将学习改善睡眠的实用技巧，以便在第五周更有效地进行身体活动。在第六周，你将平衡身体活动和冥想策略，以使你的身心得到平衡。在最后一周，你将通过补充剂（如维生素、矿物质和适应原）来弥补你在健康方面的任何不足。随后，我们的维护指南将帮助你长期保持该计划的效果和益处。

现在，让我们开始行动吧！

2. 第一周：了解你的身体

你可以将自己的身体看作一辆汽车、一台电脑或一部智能手机，除非你了解其中的内部运作，否则你无法解决潜在的问题。也许你正面临高血压问题或压力过大的困扰，也许你的某些营养物质水平偏低，或者在居家办公期间，你感到情绪低落并增加了不必要的体重，甚至可能正处于患糖尿病的边缘，而现有的治疗方法已经无效。

无论你改善健康的动机是什么，第一步都要了解自己。第一周的目标是确定你的基础状况，因为只有了解自己的起点，才能制定一个计划。这一周将帮助你收集关于自己的数据，确定需要进行哪些测试以及为什么需要这些测试。同时，你也需要回答一些棘手的问题，比如你是否喜欢你的老板？因为工作环境会对你的心理健康造成影响。免疫方案的一个重要部分就是确定哪些方面存在问题，无论是身体上还是社会上。另外，许多遗传和生活方式因素会影响你的感受。因此，通过全面观察来准确评估你的健康状况至关重要。在回答问题时，请诚实对待自己，因为撒谎只会欺骗你自己。请记住，你的健康完全掌握在自己手中。如果你已经阅读到这里，那么说明你已经意识到改变健康状况的重要性，请一定要坚持下去。

随着你更深入地了解自己并记录你的观察结果，你将为第二周做准备。在第二周，你将创建一个个人健康手册，用于跟踪你的统计数据。这本手册将成为一个无价的工具，其中包含许多关于你健康状况的快照，就像一本动态的书，它可以帮助你与医生更有效地进行沟通。尽管该计划中的自我检查、测试和提示不能替代专业体检，但它们可以帮助你了解何时可能需要寻求医疗帮助。你也可以在去医院之前在家进行这些快速的自我检查，但请记住，它们仅作为适当专业护理的补充，而非替代品。如果你在执行任何自我检查时遇到困难或需要帮助，请向可信赖的家人或朋友寻求协助。

在开始之前：你状态如何？

现在，你觉得自己状态如何？有些人一辈子都感觉不舒服，认为感觉不好是正常的，但事实并非如此。在这第一步中，问自己以下问题：

- 我觉得自己状态如何？
- 我真的喜欢我现在的生活吗？
- 我最后一次有棒极了的感觉是什么时候？
- 每天早上醒来时我感到快乐吗？
- 过去一周里我是否感到腹胀或胀气？
- 我上一次生病是什么时候？
- 我最后一次看医生是什么时候？
- 我的医生告诉我，我需要做什么来改善健康状况？
- 我是否遵循了医生的建议？
- 我周围的人和环境是否接纳我？
- 我的兴趣爱好是什么？

- 我的身体状态需要进行调整吗？
- 我今天能改进什么吗？
- 我是否在追求健康长寿的正确轨道上？
- 我的健康目标是什么？

回答这些问题可能会引发一系列的情绪反应，所以请慢慢来。如有必要，你可以在几天内完成回答。不要害怕诚实，但要对自己温柔一些。自我批评和自我接纳同样重要，但温柔对待自己会帮助你迈向康复。你自己的情况、决定和行动完全取决于你自己，与他人无关，让你的健康在你的思想中处于一个无须批判的领域。

请记住，所有这些测试应定期进行，以为你提供关于自己身体状况的信息。它们不能替代你与医生进行的年度健康检查。在家自我检查时，请记录你的结果，以便及时发现任何正面或负面的变化，以免后者发展为问题。

第 1 天：你的牙齿怎么样？

对于大多数人来说，当我们不注意时，健康就会悄然而至。研究表明，当你停止收拾自己时，你就不再照镜子了。也许你在逃避你不想面对的事情，无论是出于何种原因，现在是时候重新审视一下了，因为你的生活是值得的。

曾经，你是一个快乐的蹒跚学步的孩子。转眼间，你成长为一个成年人，手里拿着一张和你手臂一样长的处方清单。从前从未感到过疼痛的身体部位开始酸痛，伤口需要更长时间才能愈合，镜子里的脸也不再展现微笑。即使你的身体强壮，生活有时也会让你情绪低落，让你感到疲倦不堪。

快乐的面部表情，如咧嘴笑、微笑、开怀大笑，会让人感觉良好，但随着年龄的增长，我们的笑容减少了。根据研究，年轻人平均每天微笑 400 次，而成年人每天仅微笑 20 次[80]。微笑不仅可以改善情绪，还有助于释放对健康有益的神经递质。微笑也是具有传染性的，它可以激活大脑神经元，触发同步效应，一个微笑可以引起周围的人也跟着笑。多种疾病都起源于口腔，因此保护你的笑容可以帮助保护身体其他部位的健康。

第 1 步：对着镜子微笑

从蛀牙到口腔癌，口腔健康准确地反映了免疫系统和整体健康状况。每天至少刷牙两次，定期使用牙线，每 6 个月去看一次牙医，定期检查口腔。

第 2 步：检查牙龈和牙齿

牙龈疾病通常起源于牙龈炎，这是一种由于牙齿间富含细菌的菌斑积累而导致的牙龈炎症。这种炎症可能会演变为牙周炎，牙周炎会使牙齿和牙龈之间形成牙周袋。这些小空间可能会积聚更多细菌，然后免疫系统试图对抗这些细菌。在牙周炎的晚期阶段，固定牙齿的骨头可能会腐烂，牙齿会变得松动并容易掉落。这种感染可能会扩散到全身，影响其他重要器官。但如果及早发现牙龈炎和牙周炎，这种情况是可以逆转的。

你的牙医每次治疗时都会进行基本的口腔健康检查，但你也可以自己进行检查。张大嘴巴，用干净的手指轻轻摸索口腔内的牙龈、牙齿和舌头下方，检查是否有异常情况。在口腔检查过程中，你还需要寻找癌症的迹象。如果你注意到舌头、口腔、脸颊或喉咙的形状或触感有任何变化，请立即告知你的牙医。

在看牙科检查之前，你可以通过以下几个简单的步骤进行更全面的口腔健康自我检查：

1. 用普通肥皂和冷水洗手。
2. 取下任何口腔矫正器，如牙套、固定器或假牙。
3. 沿着脖子两侧和前方，轻触是否有压痛或肿块。
4. 采用相同的检查方法检查下颌的外侧。
5. 面对镜子，将上唇向上拉起，检查嘴唇和牙龈底部是否有溃疡或颜色变化。
6. 重复相同动作检查下唇。
7. 用手指拉开一侧脸颊，观察口腔内部是否有颜色变化，如红色、白色或深色斑块。
8. 用手指轻触面颊内侧，同时用拇指轻按面颊外侧，感觉是否有肿块。
9. 在另一侧脸颊上重复相同动作。
10. 使用干净的纱布或折叠的纸巾夹住舌头，向上或向侧抬起，观察是否有肿胀或颜色变化。检查舌头的顶部、背面和侧面。
11. 用舌头触碰上颚，观察下颚和口腔底部是否有颜色变化。
12. 用一根手指在口腔内，另一根手指在脸颊外，对应同一个位置，感受是否有任何异常的肿块、肿胀或压痛。
13. 每年重复几次这个自我检查。

如果你发现以下任何情况，请立即告知你的牙医和医生：

- 大量流血或难以愈合的口腔溃疡
- 舌头能感觉到脸颊上的肿块或厚厚的斑点
- 牙龈、舌头或口腔其他部位出现白色或红色斑块
- 持续性喉咙痛或有东西卡在喉咙里的感觉

- 难以咀嚼或吞咽食物
- 难以移动舌头或下巴
- 舌头或嘴巴发麻
- 上颌或下颌肿胀导致口腔矫治器安装不当或引起疼痛
- 牙齿突然变得敏感
- 持续的口臭问题
- 下颌疼痛或下颌紧闭症
- 牙齿裂开或折断
- 牙齿咬合方式突然改变

第 2 天：你的皮肤怎么样？

皮肤是免疫系统最重要的器官之一。健康的皮肤不仅仅取决于遗传因素，我们的日常习惯也会对其产生影响。定期暴露在自然阳光下是能让我们获得足够维生素 D 的最有效的方式。

第 1 步：每天晒 10~30 分钟太阳

半小时内的阳光照射是完全安全的，同时也有助于皮肤细胞利用阳光合成维生素 D。每天早晨或中午接受 10~30 分钟的阳光照射可以让皮肤看起来健康，促进整体健康状况。即使在冬天或阴天，抓紧阳光照射的机会也是有益的。对于皮肤较黑的人来说，可能需要更长时间的阳光照射才能获得足够的维生素 D。

如果你在户外长时间暴露在阳光下，如散步、远足或在海滩或游泳池活动时，建议使用含有矿物性成分的防晒霜来保护皮肤免受有害紫外线的伤害。不同防晒产品的成分有很大的差异，请仔细阅读标签，并了解美国食品药品监督管理局的最新召回信息，以确保所选择的产品对你的健康没有负面影响。优质的防晒霜可以在你的皮肤和阳光之间建立一道屏障，因此选择对你、你的免疫系统和环境都安全的产品是非常重要的。选择不含致癌化学物质或有害添加剂的产品，如婴儿或儿童防晒霜，对全家人都是一个好选择。如果你在海水中游泳，请选择对珊瑚礁无害的产品，以保护海洋生态系统。

第 2 步：观察你的皮肤

据目前的研究数据显示，约五分之一的美国人可能会患上皮肤癌。不论肤色如何，皮肤癌都可能找上任何人，但及早发现并接受治疗基本上可以治愈该疾病。如果可能的话，建议每年定期就诊皮肤科医生或皮肤专家。在就诊之前，请定期在家进行皮肤自我检查，这种检查将对你熟悉的胎记、痣、皮赘、疣以及其他皮肤特征的典型外观和触感十分有帮助，同时也能帮助你寻找皮肤癌，如黑色素瘤。

1. 在淋浴或沐浴后，站在自然光线充足的房间，站在全身镜前，并手持一面镜子。
2. 脱掉所有的衣物和首饰。
3. 从头到脚检查你的整个身体。
4. 举起每只手臂，检查左右两侧。
5. 仔细观察手臂和手掌的上方。
6. 弯曲手肘，检查前臂和上臂的下侧。
7. 使用手中的镜子检查腋窝区域。
8. 留意腿部、脚背和脚趾之间的间隙。
9. 转过身来，检查腿和脚后跟，抬起脚，观察脚趾和脚底之间的间隙。

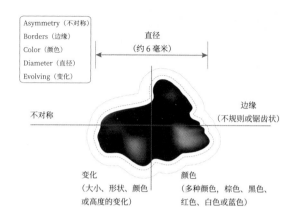

图 3-1 黑色素瘤的最初征兆"ABCDE"

10. 手持镜子，从正面和背面观察脖子和头皮，特别关注头发分区，因为这些区域可能会暴露在阳光下更多时间。

11. 使用手中的镜子检查背部和臀部。

12. 建议每年重复进行几次皮肤自我检查。

如果你发现以下任何情况，请立即告知皮肤专家：

- 痣的大小、形状或颜色发生变化
- 出现看起来与其他痣不同的痣
- 出现改变的胎记
- 出现新的疼痛、瘙痒或流血部位
- 出现新的、颜色较深的、红色或片状的皮肤
- 出现异常凸起的皮肤区域
- 皮肤出现微红、发热或发炎
- 出现坚硬的肉色肿块
- 出现无法愈合的疮口

如果你发现任何异常情况，请拍照并将照片发送给你的医生。这些症状可能是无害的，如樱桃状血管瘤或皮赘，但也可能是严重的。你的

医生会告诉你是否有值得担心的情况。通过拍摄照片，你可以记录病情首次出现的时间，并观察是否会发生变化。

第 3 天：你的腰围怎么样？

谈论腹部脂肪并非讨人喜欢，然而这个话题却可能挽救你的生命。它与审美无关，而是关乎你的健康。也许你已经接受体重和脂肪的堆积是慢性压力的产物或不可避免的衰老现象。然而，随着腰围的增加，你的健康风险也会增加。腹部脂肪产生的激素会增加患多种疾病的健康风险，它的影响不仅仅停留在表面。内脏脂肪环绕在你的内脏周围，与皮下脂肪不同，内脏脂肪与更严重的健康问题相关，如免疫力受损、心脏病、2 型糖尿病和高血压。

对于大多数人来说，体重管理通常从腰部管理开始，因此让我们先来看看你的基本指标。

第 1 步：测量腰围

要测量腹部脂肪，请按照以下步骤进行操作：

1. 站在全身镜前，脱掉衣服和配饰。
2. 使用一根宽松的卷尺，在肚脐处围绕腰部。确保卷尺不过紧或过松。
3. 正常呼气但不要收紧腹部，记录测量结果。
4. 每月重复此检查。

女性的腰围应保持在 35 英寸（88.9 厘米）以下，而男性的腰围应保持在 40 英寸（101.6 厘米）以下。进行自我检查时，请确保在相同条件下进行，比如在早晨、如厕后或早餐前。如果你的腰围超过建议值，请咨询医生以了解控制体重的方法。

第 2 步：致力于改善你的习惯

如果你的腰围或整体健康状况不理想，那么现在是时候开始改变了。既然你正在阅读这本书，说明你已经在努力学习更多关于健康的知识。

这个计划可以帮助你养成有益于健康的习惯。如果某些步骤看起来很困难，回顾一下你在开始这个计划之前回答的问题。利用这些答案来激励自己，努力追求更好更长寿的生活。

第 4 天：你的心脏怎么样？

心脏病是男性和女性的主要死因。平均来说，心脏病发作会使人的寿命缩短 15 年。根据疾病预防控制中心的数据，高达 89% 的心脏病发作发生在男性身上[81]。有心脏病发作史的人猝死的风险是正常人的 4~6 倍。美国心脏协会建议定期测量脉搏以监测心脏健康状况。智能手表可以自动完成这项任务。最新款的 Apple Watch（苹果手表）可以进行血氧测试和超声心动图检查。你可以根据需要，调整大多数智能手表的设置，在心率偏离每分钟心跳数选定范围时收到提醒。

第 1 步：检查脉搏

以下是如何在没有设备的情况下进行快速心脏健康测试。

1. 找一个舒适的休息姿势，坐着或躺着。将一只手的前两根手指放在手腕根部，就在手腕与手相接的位置。如果你在手腕上无法检测到脉搏，可以试试颈动脉，它沿着脖子一侧向上延伸，就在下颌右侧曲线的下方。

2. 设置一个 60 秒的计时器或秒表。通过计算你在 60 秒内感觉到的心跳次数来测量脉搏。

3. 每月重复一次此检查。

要使用智能手表查看你的心率，请打开心率应用程序。如果你经常佩戴它，它可以提供你在休息、步行和锻炼时的平均心率，让你更全面地了解测量结果。

在休息时，你的心率应该在每分钟 60~80 次之间。如果静息心率超过每分钟 80 次，你可能存在心血管问题，请立即告知医生。

第 2 步：检查血压

根据美国心脏协会的说法，高血压可能导致心脏病发作、心力衰竭、中风、肾衰竭和其他健康并发症。很多药店或药房都提供专门的血压仪，或者你也可以购买一个血压仪。要有效地测量血压，请按照以下步骤进行操作：

1. 如果你服用降压药，请在服药前测量血压。

2. 测量血压前，至少在 30 分钟内避免摄入咖啡因、尼古丁和其他兴奋剂。进食后至少等待 30 分钟后再测量。

3. 事先排空膀胱，因为体内过多的液体会对器官造成压力并导致血压升高。

4. 找一个安静的地方，舒服地坐下，不要分心。

5. 在测试期间，不要交叉双腿，避免交谈、看电视或其他屏幕。

6. 将袖带系紧，但不要过紧。

7. 舒适地休息 5 分钟。

8. 按下监视器上的按钮，保持放松和静止。

9. 测量完成后记录结果。

10. 间隔 1 分钟再进行一两次测量，取平均值。

11. 每月重复此检查。

该测试将为你提供两个数字，收缩压（一次心跳期间的最大压力）和舒张压（两次心跳之间的最小压力）。根据美国心脏协会的标准，有以下 5 个关键的血压范围：

<120/80，正常

继续保持现有的有益心脏健康的习惯，如均衡饮食和定期锻炼。

120—129/<80，升高

血压升高的人可能会发展为高血压，除非他们采取措施控制血压。

130—139/80—89，高血压 1 期

在这个范围内，医生可能会给出改变生活方式的建议，并可能考虑药物治疗，具体取决于心血管疾病的危险因素，如心脏病发作或中风。

>140/90，高血压 2 期

在这个范围内，医生可能会开出药物处方，并建议改变生活方式。

>180/120，高血压危象

在这个范围内，需要立即就医。为了排除测量错误，请静静等待 5 分钟，然后再次测试。如果测量结果仍然如此高，或者你感到胸痛、呼吸急促、背痛、麻木、虚弱、视力或语言能力发生改变，请立即拨打紧急电话寻求帮助。

第 5 天：如何检查私密部位？

即使你对自己的身体感到害羞或敏感，你也需要关注全身，包括隐私部位。请向你的医生咨询有关性传播感染和疾病的基本筛查，并定期检查你的生殖器和乳房。

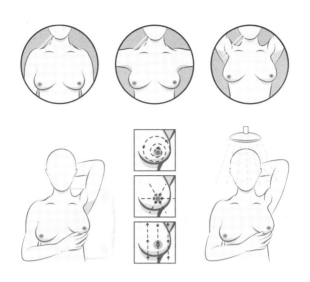

图 3-2 检查乳房

乳房自我检查

这项检查可以帮助你了解乳房的外观和触感，因为乳腺癌是少数几种可以在家中被及早发现的癌症之一。虽然自我检查的方法并不是像乳房 X 光检查那样，可以可靠地筛查乳腺癌，但许多女性报告说自己发现肿块是疾病发病的第一个征兆。如果你有某些风险因素，建议每年进行一次乳房 X 光检查。如果发现肿块，请不要惊慌。自我检查中发现的大多数变化或肿块都是良性的，但有些变化可能表明存在更严重的问题。

在月经周期中，每个月的激素水平都会波动，这会导致乳房组织发生变化。当月经开始时，乳房的正常肿胀开始减轻。如果你正在月经期，请选择在月经周期中乳房最柔软的时间进行自我检查。通常来说，最佳时间是月经结束后的第一周。

在进行自我检查之前，请向你的妇科医生、内科医生或护士请教示范。

乳房自我检查分为两个部分：视觉检查和手动检查。在进行任何类型的自我检查时，请使用指腹而不是指尖，这样可以更有效地感觉到更多组织的变化。要慢慢进行，不要着急，要温柔。

1. 站在镜子前，不穿上衣或胸罩。
2. 面向前方，双臂放在身体两侧。检查皮肤是否有任何变化。
3. 检查是否有任何褶皱、凹陷，或尺寸、形状以及对称性的变化。
4. 注意你的乳头是否内翻或凹陷。
5. 双手按在臀部，观察乳房的外观。
6. 将双臂举过头顶，手掌并拢，再次检查乳房外观。
7. 一次托举一个乳房，观察底部的隆起是否对称或异常。
8. 进行手动检查时，躺在床上或其他平坦的表面上。当你躺下时，乳房组织会展开，使其更薄且更容易触摸。你也可以在淋浴时进行手动检查。用肥皂在手指和乳房上涂抹泡沫，帮助手指在皮肤上更顺畅地滑动。
9. 用手指感觉是否有任何肿块或变化。
10. 每月重复一次这个检查。

许多女性注意到乳房在月经周期的不同时间会出现肿块或变化。乳房可以有各种各样的触感，这取决于你触摸到的部位。例如，每个乳房的底部都有一条正常的坚固的脊。随着年龄的增长，乳房的外观和触感会发生变化。男性也可能患上类似的乳腺癌，因此上述检查适用于所有人。

如果你发现以下任何一种情况，请告知你的医生：

• 硬块
• 腋下附近有一个肿块
• 乳房的外观或触感发生变化
• 增厚或肿胀

- 皮肤上出现凹陷、褶皱、隆起或凸起
- 最近出现乳头凹陷（向内翻）
- 发红或发热
- 肿胀或疼痛
- 乳房瘙痒
- 疮或皮疹
- 乳头有血性分泌物

乳房自我检查是对临床乳房检查或筛查乳房的 X 光检查的补充，但不能替代它们。

睾丸自我检查

这项检查可以帮助你了解睾丸的外观和触觉。出现的变化可能表明一种常见的良性疾病，如感染或囊肿，或更严重的问题。在进行任何类型的自我检查时，请使用手指的指腹而不是指尖，这样你可以更有效地触摸更多的组织。请慢慢进行，不要急躁，要温柔。

1. 洗个热水澡或淋浴，这样可以放松阴囊，更容易检查出任何异常情况。
2. 站在镜子前，将阴茎放在一边，检查阴囊的皮肤。
3. 用双手将食指和中指放在一个睾丸下方，拇指放在上方。分别检查每个睾丸。
4. 在拇指和手指之间，轻轻滚动每个睾丸，一个接一个地进行检查。观察是否有任何异常或肿胀的迹象。
5. 检查是否有硬块、光滑的圆形隆起，或大小、形状、质地的变化。

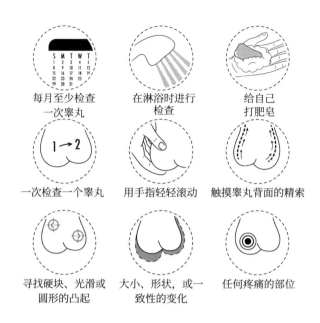

每月至少检查 在淋浴时进行 给自己
一次睾丸 检查 打肥皂

一次检查一个睾丸 用手指轻轻滚动 触摸睾丸背面的精索

寻找硬块、光滑或 大小、形状，或一 任何疼痛的部位
圆形的凸起 致性的变化

图 3-3　检查睾丸

并非每个肿块都值得担心。在进行自我检查时，你可能会注意到阴囊皮肤上有肿块，这通常是由向内生长的毛发、皮疹或其他皮肤问题引起的。你可能会注意到一条柔软的绳索状结构，这是附睾，是阴囊的一个正常部分，从每个睾丸后上方向上延伸。

如果你注意到以下任何一种情况，请告知你的医生或泌尿科医生：

• 肿块

• 疼痛

• 自上次自我检查以来的变化

• 肿胀

• 睾丸周围有液体积聚

• 异常发红或发热

第 6 天：你压力大吗？

　　根据美国国家心理健康研究所的观点，压力是一种自然且健康的反应。在我们生活中的某个时刻，由于各种各样的情况，我们都会经历不同程度的压力。然而，持续、慢性的压力可能对我们的健康造成损害，这时我们需要寻求医疗帮助。总是感到不知所措、赶时间或处于如履薄冰的状态对我们的健康格外不利。我们应该追求快乐，因为持续不断的压力激素，尤其是皮质醇的长时间释放，可能加速我们的衰老过程，增加我们患病的风险。下面这份问卷将有助于确定你是否在生活中承受了过大的压力。

第 1 步：确定你的压力水平

问题	回答	
你总是感到疲惫吗？	是	否
你一周有超过一个晚上出现睡眠困难的情况吗？	是	否
你很难感到放松吗？	是	否
你觉得你"依恋"手机吗？	是	否
你一周中有一天以上的时间经历过脑雾吗？	是	否
上周你发脾气了吗？	是	否
上周你有没有对着电话大喊大叫？	是	否
上周你有对他人大发脾气吗？	是	否
你是否经常在一天结束时感到愤怒？	是	否
你经常为小事争吵吗？	是	否
你是否觉得自己永远没有属于自己的时间？	是	否
有别人告诉你你需要休息吗？	是	否
你觉得你从来没有休息时间吗？	是	否
你只想一个人待着吗？	是	否
你有时会希望自己消失吗？	是	否
统计		

每个人都会有感到不顺利的经历和困难的日子，我们都会时不时地出现上述一些症状。然而，如果你对其中两个或更多的问题回答"是"，并且经常有这种感觉，那么你的压力水平可能较高！这对你的免疫系统和整体健康都不利。你可能低估了自己应对日常生活压力的能力。在第六周，我们将深入探讨让你的大脑保持冷静的应对策略。

第 7 天：你的能量水平如何？

许多人感到自己精疲力尽。即使他们没有感到疲惫，但疲劳也以多种方式表现出来。有些人即使每晚睡眠充足，仍会感到长期疲劳。另外，有些人可能会以充沛的精力和活力开始新的一天，但很快就失去了动力。持续的不适或无精打采的感觉，再加上经常感到身体虚弱、情绪冷漠或脆弱，可能表明存在更严重的潜在问题。

稍后我们将讨论锻炼，与力量或速度不同，此处我们谈论的是耐力。耐力是几种不同的健身要素综合起来的，在面对漫长的一天或压力巨大时，耐力可以决定是否会感觉疲惫还是可以快速恢复并继续进行下一件事。

第 1 步：检查你的耐力

请问自己以下问题：

- 你能跑得更远更快吗？你的速度有多快？跑得有多远？
- 你能够连续举重吗？你最多能举起多重的重量，可以重复多少次？
- 你能够徒步旅行一段时间吗？能够坚持多长时间？
- 你觉得自己身体健康吗？

• 你能够成功应对一份高压且时间长的工作吗？

• 你的精神力量能够维持一整天吗？

在我为这本书进行的研究中，许多百岁以上的长寿者在晚年仍然保持身体和精神上的活跃。健康的生活方式和保持活跃的结合赋予他们耐力，无论遭遇什么困难，他们都能够忍受并在遭受挫折时重新站起来。

3.第二周：跟踪你的健康状况

你的医生有一份病历，记录了有关你健康的各种数据。几十年前，这些记录还是纸质的，但技术的进步改变了它们。从纸质记录到兆字节的数字记录虽然增加了便利性，但也增加了安全漏洞的可能性。随着医疗记录跨平台共享，不同专业和办公室的医生可以根据需要访问你的信息。因此，确保你的信息完整或没有错误比以往任何时候都更加重要。

日常生活中，健康日志可以帮助填补信息空白。你是自己健康的最好拥护者，因此不要将所有健康知识和对健康的掌控权交给别人。通过查看自己的健康日志，你可以知道自己最近接种流感疫苗的时间、季节性过敏的发作时间、月经周期的波动以及失眠导致身体疲劳的信息，等等。这些信息可以帮助你更好地决定如何管理你的生活，并与健康专家进行更有效的沟通。

在理想的情况下，你会拥有一个从你出生那天起的大图表，并在每次你的健康或生活模式发生变化时进行更新。虽然目前还没有实现这一技术，但健康日志可以达到类似的效果。根据最近的一项研究，保存健康日志的心力衰竭患者有更高的生存机会。

　　大多数人认为人脑是一个存储设备，但实际上它更擅长处理信息而不是存储信息。不要过度依赖记忆，将数据写下来可以释放一些精力，减少忧虑，也可以帮助你在与医生交谈时记住重要的内容。你的健康日志让你处于主导地位，将症状记录在纸上可以帮助你更好地理解它们，在出现问题时给你一种控制感。这本日志赋予你对自己的身体和任何治疗计划的自主权。你也不必担心在与医生交谈时会忘记提及某些内容。传统的医疗访问时间很短，不到 15 分钟，这容易让人感到匆忙或忘记一些事情。

　　你可以选择使用纸质方式，也可以在手机日历上创建标记笔记或使用特定的健康应用程序来创建数字化的健康日志。你可以用手机记录你的饮食、每天走了多少步、做了哪些运动，也可以将所有这些信息记录在纸上。我个人更喜欢纸质健康日志，因为这种格式便于翻阅和查看模式或结果。在本节中，你将收到经过实践验证的建议，这将告诉你应该跟踪什么、应该何时跟踪以及哪些信息不值得花费精力追踪。

第 1 天至第 3 天：创建健康日志

　　健康日志并不仅仅包含医疗信息。它可以涵盖任何你认为重要的内容，从整体感受到工作压力的细节。但是请记住，情绪健康和心理健康与身体健康密切相关，因此要关注所有方面。

　　健康日志的复杂程度可以根据个人需求而变化，但它应该包含尽可能多的健康信息。始终记住一个好问题："医生应该知道这件事吗？"如果是，就将其写下来。重新开始，添加尽可能多的信息，保持一致性和准确性。如果你在午饭后吃了 10 块饼干，但只记下 2 块，那就违背了记录的目的。记录你的日常习惯、饮食、液体摄入和使用的产品。记录你在 24 小时内吃、喝、消费、接触和使用的所有事物。然后重复这个过程 4 天，不包括周末。之所以选择工作日，是因为我们在周末的行为通常会有所不同，我们只想关注日常习惯。

然而，并不是所有的事情都值得追踪。如果你感觉良好，你不需要记录每天上厕所的次数。但是，如果你经常腹泻，详细的信息会有所帮助，因为医生应该了解这一情况。你已经知道每天要刷牙和使用牙线，所以没有必要记录这些项目，除非你需要建立基准，或者你在保持这些良好习惯方面有困难。总的来说，不要担心应用程序或健康设备上提供的每个数据点。过度审视这些数据可能会让你感到焦虑、无所适从或气馁，这对你没有帮助。

相反，请将注意力集中在最重要的方面。以下是你的健康日志中至少应该包含的内容。

紧急信息

如果你有任何紧急的健康问题，你的家人或医生应该联系谁？你的保险信息是什么？医生的姓名和号码是什么？你对什么过敏？你有什么预先指定的要求吗，比如拒绝心肺复苏术？你是否选择了一位亲友作为你的医疗代理人？在紧急情况下，你是否需要有人照顾你的宠物，需要人通知你的家人或朋友，或者需要人照顾你的植物吗？

健康史

你父母双方的家族健康史是怎样的？你的医生应该了解哪些遗传病症吗？你的近亲有什么健康变化吗？你上次手术是什么时候？你最后一次体检是什么时候？结果如何？有后续检查吗？发现的健康问题解决了吗？你有没有出现新的症状？

疫苗接种史

建议你妥善收集所有的疫苗接种记录，并将其保存在你能够记住的安全地方。在你的健康日志中详细记录你接种的疫苗和接种时间。如果你找不到疫苗记录，请向医生咨询是否有相关档案，请求一份副本。同时，询问医生是否需要接种任何加强针，包括各种类型的肝炎病毒的加强针。考虑以下的疫苗。

每个有能力接种疫苗的人都应该在推荐的时间范围内接种新冠疫苗和加强针。每个人都可以每年接种一次流感疫苗，50 岁以上的成年人尤其应该接种。与所有病毒一样，流感病毒会发生变异，因此去年的疫苗可能无法对抗今年的主要毒株。你可以同时接种流感疫苗和新冠疫苗或加强针。对于 65 岁以上的人，高剂量流感疫苗（也称为佐剂流感疫苗）含有标准疫苗的 4 倍抗原和一种可更好促进免疫反应的额外成分。中年人如果患有基础疾病，尤其是哮喘、糖尿病、肾病、心脏病或中风、肺病、肝病、免疫力低下、肥胖、内分泌失调或代谢紊乱等，更容易患上严重的流感并发症。因此如果你患有以上类别中的任何一类疾病，请每年接种一次流感疫苗。

如果你年满 50 岁或 50 岁以上，请接种肺炎和带状疱疹疫苗，以"更新"你的免疫系统。大多数成年人通常只需要接种一针肺炎疫苗即可。然而，那些植入了人工耳蜗或存在脑脊液漏的患者需要注射两次，每次间隔 8 周。对于任何 65 岁及以上的人或患有慢性疾病，如吸烟、酗酒、肺病、肝病或心脏病的人，都应该接种肺炎疫苗，这种疫苗的保护期通常为 10 年。为了预防带状疱疹，这是一种会导致疼痛的起泡皮疹，并可能引发三分之一的患者长达数月甚至更长时间的神经痛，建议接种 Shingrix 疫苗（重组亚单位疫苗）。该疫苗需要两次注射，注射间隔为 2~3 个月。

如果你在过去的 5 年内没有接种过破伤风、白喉或百日咳疫苗，则需要每 10 年或在有穿刺伤口后接种一次加强疫苗。如果未接种疫苗，患上破伤风这种可能致命的细菌感染，是无法治愈的。白喉会影响心脏、肾脏、肺部和神经系统，尤其是老年人。百日咳对婴幼儿尤其危险。接种 DTP 疫苗可以预防这 3 种疾病。65 岁及以上的人应接种 Boostrix 疫苗[①]。

当前药物清单

研究表明，由于不同医生之间缺乏适当的沟通，患者往往会被过度开药或混合使用处方药。因此，你应该将你所服用的所有药物写下来，包括当前的剂量和使用说明。同时，要注意你服用药物的原因以及是否需要长期服用。如果你在过去使用任何一种药物时出现了不良反应，请详细描述情况。需要注意的是，任何药物都可能产生副作用和不良反应，所以请咨询你的医生，确认你所服用的所有药物可以安全地与其他药物和补充剂一起使用。

当前补充清单

现在，你可以便捷地获得各种维生素、矿物质、助眠剂。不论是综合考虑还是单独考虑，你所摄入的食物都会以某种方式影响你的健康和福祉。有一位癌症患者告诉我他每天服用"几种维生素"。当我要求他给我看时，他给了我 23 瓶药！因此，就像记录你的药物一样，要记录你所服用的所有补充剂、剂量和使用说明。同时要注意你服用它们的原因以及是否打算长期服用它们。告知你的医生，因为某些补充剂会干扰药物

---

① DTP 疫苗和 Boostrix 疫苗都是白喉、破伤风、百日咳混合疫苗，DTP 疫苗主要用于接种计划，而 Boostrix 则针对成年人，特别是 65 岁以上的人群，提供加强剂疫苗的保护。

治疗，尤其是贯叶连翘和活性炭。它们也可能引起副作用，就像我有一个朋友对处方安眠药过敏。

你经常吃什么

记录你所摄入食物的种类、数量和卡路里。同时，注意你是否对某些食物有过敏或不良反应。还要记录你所饮用的液体，包括水、含咖啡因的饮料、含糖饮料或酒精。

除了我们已经讨论过的健康原因之外，告知医生你所摄入的食物也很重要，因为一些食物和液体会与药物相互作用。有些食物可能会影响药物的效果，如改善、恶化或产生新的药物副作用。同时，药物也可能改变身体吸收和利用食物的方式。例如，富含维生素 K 的绿叶蔬菜会降低阿司匹林稀释血液的效果，葡萄柚汁会改变降胆固醇药物（如立普妥和钙通道阻滞剂）的吸收方式，而乳制品则会减少抗生素的吸收。

酒精消耗

就像你在"习惯的力量"一章中了解到的那样，少量或不饮酒对健康最为有益，因为它会对身体产生深远的影响。然而，你应该诚实地告诉医生你的饮酒量和频率。10 毫升或 8 克的纯酒精，大致相当于一份 8 盎司（236.56 毫升）的啤酒、一份 5 盎司（147.85 毫升）的葡萄酒或一份 1.5 盎司（44.355 毫升）的白酒。请准确计算，不要隐瞒信息。你的医生致力于帮助你过上健康长寿的生活，所以他们需要准确的信息才能为你提供帮助。

饮酒会延长可注射胰岛素和口服降糖药物的效果，导致低血糖。在饮酒期间或饮酒后不要服用含有对乙酰氨基酚的止痛药，因为这样可能导致严重的肝损伤。此外，避免将抗组胺药物（如苯海拉明）与酒精一起使用，因为它们会增加嗜睡感。

环境项目

列出所有进入或接触你身体的物质，这将有助于你和医生发现潜在的毒素或诱发因素。

注意：

- 个人护理用品，如棉签、卫生棉条、棉球、绷带。
- 卫生用品，包括肥皂、洗发水、润肤霜、鼻腔清洁剂、冲洗器、香水、古龙水。
- 护肤品，如清洁剂、润肤霜、防晒霜。
- 口腔护理用品，包括牙膏、漱口水、牙线。
- 非处方药，如止痛药、抗过敏药、抗酸剂、泻药。
- 配饰，包括耳环、手镯、眼镜和手表，因为有些金属可能会引起过敏反应。

你感觉如何

这是一个看似简单的问题，但记录你上次感觉良好的时间可以提供有用的信息。有时候简单的问题会有复杂的答案。例如，持续一天的胃痛可能是因为饮食不良引起的，但连续几天的胃痛可能是问题更严重的迹象。准确地告诉你的医生"我在 6 天前开始出现这些症状"有助于确定你的病情是否严重。

美好时光

保持感恩的心态对心脏健康也很重要。除了记录你的身体感受，也要记录你的心理健康情况。这样做可以帮助你回顾在特定时间范围内发生的好事，即使是一些小的时刻。

第 4 天到第 6 天：追踪你的习惯

一旦你完成或更新了健康日志，就应该仔细审视你的一些日常习惯。回答以下问题可以帮助你确定可能需要改进的方面，或者可能对你的免疫力产生不良影响的因素。

- 你在家里、工作场所或其他地方饮用自来水吗？
- 根据 0~5 的评级（0 表示糟糕，5 表示很好），你的睡眠质量如何？
- 你每天刷几次牙？
- 你是否有清洗衣物、清理厨房或浴室的习惯？
- 你是否接触过任何工业材料，或与使用这些材料的人有过接触？
- 你是否吸烟、使用电子烟或其他尼古丁制品？
- 你今天进行了哪些体育活动？
- 根据相同的 0~5 评级，你目前感觉如何？

如果你不知道自己的年龄，那么你认为自己现在多大年纪？这个问题的答案在很大程度上反映了你的身体状况，它体现了你的系统、器官和细胞的运行状况。跟踪这些问题的答案可以帮助你找出损害免疫力的主要因素，如食物、水或家居用品。但是，这项工作需要责任和敏锐的自我意识。虽然没有人喜欢一直做笔记，但全面了解你的健康状况将为你提供宝贵的信息，这本身就是一个改变生活的强大工具。知识使你能够采取行动并掌控自己的健康。

通过这项练习，你正在寻找改善日常习惯的关键，以充分发挥免疫系统的作用。列出这些习惯可以帮助你发现需要改进的方面。例如，你是否会在醒来时立即刷牙？是否每天午饭后都会抽一支烟？虽然你已经吃饱，是否还是会把盘子里的食物都吃完？是否每天晚饭后都会看电视？睡前是否会喝一杯水？所有这些都是习惯。识别它们有助于你抛弃那些对健康不再有益的习惯。通过记录这些日志，如果它能帮助你意识到饮食如何影响你的感受，那么你已经赢得了第一场战斗。你可以做出必要的改变，因为现在你知道问题所在了。

你还可以将你的日志视为一种日记形式。它可以帮助你发现内心的感受和想法，将你的健康与生活联系起来。用它来记录愿望、计划和目标。记录你的弱点、恐惧和其他会对健康产生影响的情绪。如果愿意，你可以将这本日志分为两部分：一部分是私人部分；另一部分是为健康专家准备的，不要对他们隐瞒重要的医疗信息，但你也无须完全向他们透露你脑海中的一切。这一切都关乎识别和分享正确的信息，这样你就可以过上最健康的生活。

养成一个新习惯需要 21 天，让今天成为你健康日志的第一天。

第 7 天：检查你的习惯

人们在健康方面最常犯的错误之一就是低估了日常事物对自身的影响。无论是起床方式、第一餐的时间，还是上床休息的时间，它们都是我们内在操作系统的蓝图。大脑一直努力做出最佳选择，但有时会反复将我们带回相同的行为、任务或想法中，即使它们对我们并不有益。这就是为何许多人会陷入不良习惯和行为的循环中。

长期保持良好的变化和习惯可能是一项艰巨的任务。例如，吸烟者常常在吸烟时饮用咖啡，而咖啡因是另一种兴奋剂。他们往往难以戒除吸烟，因为大脑期望咖啡因之后会出现尼古丁的刺激。这种行为到反应的循环会引发渴望并造成麻烦。7 天后，请回顾你在健康日志上所记录的内容，明确你想要停止的行为、你认为重要的事情，以及你无法割舍的东西。确定何时何地进行怎样的行为是你健康之旅中至关重要的一步。

接下来的练习是对你健康状况的客观调查。将自己置于一个寻找线索的私家侦探的角色中。

第 1 步：识别每个习惯

回答以下问题：

- 你早晨几点起床？

- 你用闹钟来叫你起床吗？

- 你是否一醒来就查看手机？

- 你是否一拿起手机就查看新闻、电子邮件或社交媒体？

- 你是否曾在醒来时认为需要改变自己的生活？

- 如果你比平时早起一个小时，你会用这段时间做什么？

- 在开始新的一天之前，你是否冥想或专注于片刻的平静？

- 你大部分时间都吃真正的天然食物吗？

- 你有多少食物需要冷藏？

- 你有多少食物是包装食品？

- 在过去的一个月里，你的体重增加、保持或减轻了吗？

- 你最后一次暴饮暴食是什么时候？

- 你压力大的时候会暴饮暴食吗？

- 你最后一次禁食是什么时候？

- 你一天中最喜欢的部分是什么？为什么？

- 你每天有固定的作息吗？晚上什么时间睡觉？

- 在结束一天之前，你会冥想还是专注于片刻的平静？

- 你的习惯是让你变得更健康还是远离健康？你是怎么做的？

- 如何改善你的日常生活习惯？

4. 第三周：制订更健康的饮食计划

遵循简单易行的指导，你可以从今天就开始更健康的饮食方式。经过数十年的验证研究，本节将为你提供简单易懂的指导，帮助你在今天和接下来的 3 周内开始更健康的饮食方式，且无须花费太多钱。你将了解基本的饮食知识，发现新的食物、新的习惯和关于饮食的新思路。同时，你还将了解如何通过维持新的饮食习惯来延长寿命，开始为期 21 天的免疫饮食计划，最后过渡到维持饮食方案。在这 21 天中，你需要戒酒、戒烟、避免接触重金属和超加工食品，这可能是一个挑战。然而好消息是，你可以享受美味的食物，无须限制热量摄入，甚至还可能减轻体重。

我需要提前警告你：免疫饮食计划有一定的严格性。你将排除可能引发免疫反应的食物，但请不要被此吓倒。这个关键阶段将为你的身体提供急需的机会，让你的防御机制得以喘息并重新启动。这个排除计划主要排除研究人员认为通常会引发不良反应的食物，或不耐受的食物。我们一般都会把食物反应想象成对花生过敏引起的过敏反应，但实际上，你的身体可能会以其他较慢的方式对食物做出反应，这可能会影响你的免疫系统。临床经验已经证实，饮食排除是识别这些触发因素的最有效技术之一。只要你保持良好的营养多样性，这种饮食排除也是安全的。

包装食品中的各种成分和化合物，如添加剂、人造色素、防腐剂和调味剂，可能导致食物不耐受和身体免疫反应。在这 21 天内，你将排除特定的食物，但与传统的排除饮食不同，你不会重新引入它们或挑战你的身体。如果你目前的饮食富含糖、碳水化合物和超加工食品，你可能会经历戒断症状。这种反应将告诉你哪些食物会让你感到疲劳或不适，哪些食物会加速衰老。

人体可以高效率消化、吸收和储存有机和天然食物，但前提是垃圾食品没有干扰或抵消你摄入健康食物的益处。尽管这种饮食只需 21 天，但它有可能改变你的生活方式。

第 1 天：如何健康饮食

许多食物和饮料中存在潜在的免疫干扰物，如水中的铅和薯片中的防腐剂。这些干扰物会破坏健康细胞，同时逃避免疫细胞的检测。根据美国国立卫生研究院的说法，它们会干扰激素的相互作用，破坏有益肠道细菌的平衡，在某些情况下还会引发危及生命的疾病。因此，对于患有免疫系统疾病和自身免疫性疾病的人来说，遵循完全排除这些干扰物的饮食是非常有益的。

许多人报告自己在遵循这个饮食计划并采用健康的做法后，他们的体重减轻了，感觉自己更加健康了。尽管减肥不是其主要目标，但这可能是一个令人愉悦的另一个收获。免疫饮食计划的目标是增强你的免疫机制，防止健康受损。

第 1 步：避免免疫干扰物

作为一名从事药物研发方面工作的免疫学家和免疫治疗科学家，我深知不良的饮食习惯会对人们的免疫系统造成损害。这种免疫饮食计划不仅可以帮助那些患有特定免疫系统疾病的人，也适用于任何对改善饮食习惯感兴趣的人。如果你的胃肠道经常出现问题，那么你的身体正在试图告诉你，你所摄入的食物对你不利。有时是有一种因素会导致胃肠道问题和免疫系统疾病的发生，而有时则是多种因素的综合作用。

第一步是识别你所食用的任何可能含有农药、防腐剂、重金属和其他毒素的食物。你需要仔细阅读标签，了解你购买的农产品和蛋白质的来源，避免摄入那些在工厂生产、含有你不了解的成分的食物。然而，这只是收集信息和思考的第一步。审视你经常食用的食物，然后咨询营养师或医生，询问他们是否认为这些食物对你的健康有益。如果你知道过去某些食物可能导致健康问题，请尝试将其排除在外，然后根据建议修改你的饮食或将补充剂纳入你的治疗方案中。

第 2 步：你吃的蔬菜里有什么？

新鲜的蔬菜和水果提供了丰富的微量营养素，有助于保持健康。其中一些食物含有益生菌甚至具有抗炎特性，但它们也可能含有有害的化学物质，从而抵消了这些好处。除非你在当地和应季购买食物，否则可能会接触到农药。常规蔬菜和水果往往在完全成熟之前就被收割，以确保在到达商店之前不会腐烂，这意味着它们可能在成熟过程中受到农药的影响。因此，当你购买和食用它们时，风险往往远远超过了收益。

根据最近的研究，在美国受到严格限制的有机产品仍可能含有农药残留[82]。研究表明，高达 25% 的有机农产品在到达商店的货架前就已经受到农药和其他化学物质的污染。尽管有机食品可能只含有少量农药，但所有农药对你的健康和免疫系统都会造成严重危害，而这些危险的化学物质是你无法通过品尝、闻或看来辨别的。如果出于健康原因你希望摄入沙拉等食物，你需要始终保持理智。要么了解食物的来源，要么在食用前进行农药测试。如果两者都无法实现，最好不要食用。如果你发现很难买到完全排除农药残留的食物和蔬菜，你可以考虑在附近的农场或农贸市场购买不含农药的有机蔬菜。

此外，还可以考虑购买市场上提供的农药测试工具，这些工具可以检测出潜在的有害化学物质。如果这些物质存在于你的食物中，它们也可能存在于你的血液中。

第 2 天：减肥开始于杂货店

与大众的观念和健身市场相反，运动本身并不会直接引起体重下降。运动可以暂时抑制食欲[①]，有助于你控制摄入量，但请记住，身体需要内外平衡。运动得越多，你的食欲就越旺盛。减肥与你摄入食物的类型和数量直接相关。如果你想减掉多余的身体脂肪，请遵循以下两个步骤。

第 1 步：减肥的 3 个秘诀

不吃早餐

你的皮质醇水平在早上 6 点到 8 点之间达到峰值，这意味着你的身体已经准备好开始燃烧脂肪。从 20 盎司（591.4 毫升）的室温水开始新的一天，你也可以喝一杯浓缩咖啡。为了避免咖啡因焦虑，不要过

---

① 运动时释放出多巴胺和其他神经递质，这些物质可以在大脑中产生愉悦感和满足感。这种愉悦感和满足感可以暂时抑制食欲，让人们感到更满足，减少进食的欲望。

量饮用冲泡咖啡或冰咖啡。坚持喝一杯不加奶精或甜味剂的意式浓缩咖啡。

少吃

尝试将你的饮食摄入量减半。在下午 2 点左右吃第一顿饭，这样身体就有足够的时间利用储存的脂肪作为能源。将你平时吃的食物用同样的方式装盘，但只吃一半，当你感到不再饥饿时停止进食，并记录剩余的食物量。将其冷藏保存，作为明天的午餐或晚餐。准确了解自己的饮食量有助于你未来更加谨慎地进食。

杜绝零食

如果你感到饥饿、紧张或无聊，可以喝水或吃一些蓝莓等水果作为零食。避免食用超加工零食。如果有需要，可以咀嚼一块天然无糖口香糖，仅此而已。

为了抑制体重增加，请避免摄入无营养的食物。

第 2 步：学会禁食

几千年来，出于各种原因，人类一直在实践禁食。巴比伦人、希腊人（包括斯多葛学派、毕达哥拉斯学派和新柏拉图主义者）以及罗马人都采用过禁食的方式。今天，琐罗亚斯德教、犹太教、基督教和伊斯兰教的信徒仍然在实行着各种形式的禁食。如果你发现自己被困在一个荒岛上，不得不天天寻找食物和水，那么你肯定会减轻体重。在《荒岛求生》这部电影中，汤姆·汉克斯的表演生动地描绘了这种场景。然而，在现代文明中，我们摄入的食物过多是因为食物太过丰富，而且我们可以从任何餐厅或商店订购外卖，不到 30 分钟就可以送到家门口。

　　美国农业部每 5 年发布一次美国人膳食指南，建议女性每天摄入 1600~2400 卡路里的热量，男性每天摄入 2000~3000 卡路里的热量，以维持健康的身体机能[83]。如果我们幸运的话，可以活到大约 80 岁。但是，你真的想在这段时间里每天计算卡路里吗？限制热量摄入对于减肥是必不可少的，而禁食可以帮助你减轻体重。禁食是一种限制卡路里摄入的简单方法，可以充分利用身体的自然过程迅速启动新陈代谢。

　　其中一种最简单、最有效的禁食方法就是不吃早餐。我知道这听起来很困难，因为对我来说，曾经一大盘酪乳煎饼和培根是我最喜欢的早餐之一。然而，从长远来看，早上第一件事就是摄入大量糖分并不健康。

　　当你开始新的一天时，你体内的皮质醇会告诉身体使用脂肪作为燃料。早上的生长激素水平最高，因为你已经经历了一夜的禁食。生长激素具有分解脂肪的功能，它更倾向于释放储存的脂肪并将其用作能量来源。这个机制可以使你的身体更有效地燃烧脂肪并保持肌肉质量。如果你一醒来就立即进食，会破坏这个过程。

　　你摄入的所有碳水化合物都会转化为葡萄糖并释放到血液中。胰岛素是一种储存激素，能够将血液中的葡萄糖移入细胞。然而，它不仅会这样做，它还会清除皮质醇释放的游离脂肪酸。当这种情况发生时，减肥会变得更加困难。胰岛素的对立面是胰高血糖素，它是一种刺激糖原（储存在肌肉中的碳水化合物）释放的激素，其目的是提供能量。胰岛素和胰高血糖素具有相反的作用，就像黑夜和白昼之间的关系一样。当其中一个存在时，另一个就会被压制。随着血糖水平的升高，胰岛素通过抑制胰高血糖素的释放来做出反应，这意味着你的身体无法燃烧这些碳水化合物作为能源。只有当血糖水平降低、胰岛素的作用减弱后，胰高血糖素才会重新出现。此外，胰高血糖素还会促进生长激素的释放，有助于增强肌肉和延缓衰老。这也是不应该在早上吃东西的两个重要原因。

　　不吃早餐会利用激素的高峰时间为你带来优势。如果你想尝试不吃早餐，可以遵循以下步骤。

- 不要伸手去拿手机：蓝光会干扰身体的多个机制，早上接收大量信息可能会干扰思维模式，引发焦虑和压力。
- 在床上冥想：即使只有 5 分钟，冥想可以帮助你为一天定下基调。
- 优化大脑活动：使用脑科学冥想装置可以帮助调节神经活动，引导神经定向传递。例如，NeoRhythm 设备以 34 赫兹的低伽马波针对特定脑区，协助你实现冥想的目的。
- 喝富含矿物质的新鲜水：保持水分充足有助于满足身体需求，使身体各系统保持平衡运行。作为世界上最健康、最苗条的人群之一，许多日本人在醒来后会立即喝水。
- 享用一杯意式浓缩咖啡：为你的一天准备一杯咖啡，不要加奶油或甜味剂。只享受纯正的浓缩咖啡，让你的大脑和身体准备好迎接新的一天。

第 3 天：开始免疫饮食计划

世界上的超级百岁老人（110 岁以上）都过着一种平衡的生活，尽管他们有一些不健康的习惯，比如每天喝一杯红酒或抽一支香烟，但重要的是他们不过度放纵。免疫饮食计划可能会有一些限制，但如果你喜欢美食和美酒，如蛋糕和巧克力，你可以偶尔品尝一下，而不是每天都食用，这样你就不会完全舍弃你真正喜欢的东西。

免疫饮食计划有助于保护和增强免疫系统。它是一种无作物的饮食，可以排除杀虫剂和其他可能触发或损害你的防御系统的化学物质。它强调摄入大量的动物蛋白质，并限制从其他食物和饮料中摄入有毒物质。尽管乍看起来它可能类似于食肉动物的饮食，但它与流行的穴居人饮食法①不同，它通过提供细胞所需的营养来重置免疫系统。这是一种低碳水化合物、高蛋白质、抗炎的饮食，有助于促进肠道健康。它可以帮助你的身体重建免疫力，因为长期接触化学物质、重金属和不良饮食会对免疫系统造成损害。健康的饮食不仅有助于肾脏、肝脏和整体健康的恢复，还能让你享受到新食物带来的乐趣。

坚持 21 天。如果你吸烟或使用电子烟，请在这 3 周内戒烟，给你的肺部和心脏一个自我修复的机会。如果你继续吸入致癌物质，你就不可能吃得好，甚至期望身体健康。戒掉这个习惯，并且在这 21 天里考虑停止其他应该暂时避免的习惯。之后，你将进入维护阶段。

但是……？

每个人都有自己最喜欢的饭菜或甜点，对于任何严格的饮食计划来说，最终都可能变得难以长期坚持。我希望你能改变大部分的饮食选择，但仍然留有一些空间，偶尔享受一下。是的，你可以喝一点红酒，每周一次是可以的，但不要喝掉整瓶酒，也不要每天都喝酒，给你身体一些时间恢复并过滤掉酒精中的毒素。

每个月可以有一次特殊的时刻，比如在月初或第一个周末，你可以享受一下你喜欢的不太健康的食物。我在巴西的患者称之为"festinha"，或者叫作"小聚会"。这是你远离健康饮食的有限时间，在这段时间里，你可以在没有内疚感的情况下暂时离开规则。因为整个月你都在坚持健康饮食，所以你不必担心吃下一块蛋糕或喝一杯最喜欢的苏打水，定期保持健康饮食可以让你在偶尔放纵时不会产生严重的后果。但请记住，这并不是犯规，因为你没有作弊。这是计划的一部分，所以不必有内

---

① 穴居人饮食法又称旧石器时代饮食，倡导人们只食用人类祖先能通过采集或狩猎直接得到的食物，如浆果、蔬菜、瘦肉。

疲感！

第 1 步：确保你已准备好

如果你生病或有严重的健康问题，请先与你的医生讨论饮食计划。此外，你还需要考虑你的时间安排。举个例子，不要在节日期间开始，这会让情况变得更加困难。在开始之前，请问自己以下问题：

- 我的心理状态是否适合尝试新事物？
- 我是否有足够的支持（如资金等）来启动这个饮食计划？
- 我是否能接受一些轻微的不便？
- 在接下来的 3 周内，我是否有重要的社交活动？
- 在接下来的 3 周内，我是否有主要的旅行计划？
- 我现在是否有足够的精力来列清单、回答问题和重新安排我的生活？

许多遵循该计划的人说他们比以前更有活力和更清醒。如果你开始饮食计划并感觉身体变得更轻盈，那可能意味着你摄入的食物对你的健康产生了影响。计划开始前，在健康日志中记录下你的睡眠情况和整体感觉。有一个起点作为参考将帮助你欣赏你为自己的身体所做出的改变，以及带来的好处。

如果你偶尔失误，没关系，可以重新开始。但是，保持始终如一地遵循饮食计划将使你更快、更轻松地实现目标。

第 2 步：免疫饮食计划的基础

检查食品标签和来源，避免食用禁止或应避免的食物，关注饮用水的质量，因为你喝的水会进入你的细胞。免疫饮食计划不包括酒精、乳制品、鸡蛋、鱼、麸质、实验室制品、茄属植物和农药。在这段时间里需要自律，所以尽量自己准备食物或在家里吃饭。3 周后，注意观察你的感受。自我克制甚至可能给你一些新的认识。

吃的食物

动物脂肪，如鸭油，鹅油，猪油和牛油

牛肉 / 牛排（100% 草饲）

骨汤

黄油

泡菜，味噌，纳豆，橄榄油，橄榄，泡菜，酸菜

鸡肉（本地，无激素，无抗生素，从未冷冻）

椰子油

水果（低糖，本地，非转基因，无农药），如鳄梨、黑莓、蓝莓、柠檬、酸橙

蔬菜（非淀粉、本地、非转基因、无农药），如芝麻菜、西兰花、黄瓜和菠菜

大米（本地、非转基因、无农药）

酸奶（天然）

喝的饮料

浓缩咖啡（每天最多 1 份）

凉茶

矿泉水（玻璃瓶装，而非塑料瓶装）

要排除的食物

未经生物杀灭剂（杀虫剂、除草剂等）测试的作物

鸡蛋、人造鸡蛋

人造肉（实验室制造）

鱼

来源不明的水果

转基因生物

植物凝集素

种子油

超加工食品

植物油

来源不明的蔬菜

要避免的饮料

酒精

碳酸饮料

咖啡（有机除外）

牛奶

来源不明的水（城市、餐厅水龙头）

如果你容易过敏、患有自身免疫性疾病或免疫力有问题，请远离香料，包括磨碎的胡椒粉，改用喜马拉雅盐。

由于你的糖摄入量比以前少，所以在最初几天可能会感到更饥饿。这是正常的，多吃些肉可以缓解这种副作用。（你的能量水平可能会增加，

这是另一个副作用。）本章第 8 节将讨论你的营养需求以及如何通过饮食满足这些需求。

膳食计划示例

只要遵循指定的规则，你就可以在这些餐点中添加任何你想吃的食物或你想喝的饮料。

膳食计划 1

早餐：水，一杯浓缩咖啡

午餐：烤牛排

晚餐：烤鸡翅

零食：蓝莓

膳食计划 2

早餐：水，一杯浓缩咖啡

午餐：炸鸡胸肉

晚餐：烤牛胸肉

小吃：淋上橄榄油的鳄梨丁

膳食计划 3

早餐：水，一杯浓缩咖啡

午餐：烤牛排

晚餐：烤羊排

小吃：柠檬方块

膳食计划 4

早餐：水，一杯浓缩咖啡

午餐：烤猪排

晚餐：火鸡汉堡肉饼

零食：培根条

膳食计划 5

早餐：水，一杯浓缩咖啡

午餐：煎牛肉丸配培根丁

晚餐：烤菲力牛排

小吃：自制牛肉干

第 4 天：选择适当的肉类

大多数人都喜欢吃肉，而免疫饮食计划并不会强制限制你的肉类摄入量，因为在该方案下，你的身体会自然地调节食欲。然而，在开始任何新的饮食计划之前，尤其是如果你有严重的健康问题，请咨询医生。

了解肉类的来源非常重要。尽管听起来很简单，但实际操作起来可能并不容易，特别是鸡肉。在食用任何鸡肉之前，请确保它不含有激素，并确认该鸡是自然生长的。鸡在自然环境下是小型鸟类，如果切割后的肉块看起来很大，很可能它不是自然生长的。

第 5 天：喂养你的细胞

对于大多数人来说，他们在童年时期并没有学习如何通过饮食来保持健康、快乐和充满活力。这就是知道应该吃什么、如何吃以及为什么需要吃变得困难的原因。你与食物的关系可能反映了你对自己和周围人的态度。许多人从未意识到食物是身体的能量来源。无论你吃什么、喝什么，它们最终都会为你的细胞提供营养，影响你的情绪和健康。

每时每刻，我们的细胞都在接收和传递信息，并迅速对外界刺激做出反应。例如，人们对于车祸的震惊或恐惧，或者看到小狗小猫时感到高兴，为你的细胞提供所需的营养，推动了营养科学的发展。在你的身体内部，每种营养物质都有特定的功能，你的身体系统会根据需要使用或排除它们。你的各种系统由各种器官组成，这些器官由各种组织组成，而这些组织又由各种细胞组成。这些细胞维持着身体内部的平衡，支撑着身体并对任何潜在威胁做出积极反应。就像一句俗语所说，军队是靠吃饭行军的，所以可以把它想象成喂养军队的食物。食物越好，结果越好。如果你吃垃圾食品，你会感觉自己状态越来越差。如果你吃得好，你会感觉越来越好。

第 6 天：尽情享受快乐

这一点不言而喻，但是依然值得重申。当你感觉良好时，请继续坚持你正在做的事情。通过为整体健康做出更健康、更良好的选择，来保持你的愉悦感。请继续避免摄入含有化学物质、农药、实验室制造的食物、超加工食品和有害污染物。同时，持续记录你所摄入的食物以及你的感受，注意任何变化。

在你下次看医生时，带上你的健康日志，这样你就可以与医生分享你的经历。我们常常依赖记忆，但有时记忆会出错、会遗忘。如果你感觉良好，比如睡了一晚好觉或进行了一次令人精力充沛的锻炼后，请记下来，这将激励你继续前进。

第 7 天：跟踪和思考

在进食之前，了解自己正在摄入什么以及为什么要摄入是至关重要的。本周的重点是了解食物。了解你摄入某些食物或饮料的内容和原因可以帮助你认识到自己的饮食习惯。在忙碌的一天结束时，你会伸手去拿薯片吗？与老板或客户交谈后，是否会想吃巧克力？你的大脑和身体通过这些渴望向你传递关于你生活中发生事情的信息。如果你需要减轻生活中的压力，请在食用冰激凌之前先尝试其他方法。

5. 第四周：养成更好的睡眠习惯

睡眠可能不像是一个严肃的行动步骤，但当你休息时，你的身体会进行许多关键的活动，包括产生对抗感染的分子。充足的睡眠可以确保良好的免疫功能。睡眠在你的日常生活中与食物和水一样重要，对身心机能也至关重要。在接下来的 7 天里，你将遵循相同的安排和练习。

更好的睡眠习惯

好的睡眠不仅仅发生在你决定睡觉的那一刻，它与你白天的习惯和行为有关。以下是一些日常习惯，可以帮助你获得更好的睡眠。

晒晒太阳

日光对昼夜节律有很大影响。每天在阳光下暴露一段时间有助于同步你的生物钟。

燃烧能量

锻炼有益于心血管健康和睡眠质量，你不需要成为铁人三项全能运动员也能从中获益。即使进行适度的步行也能带来好处，这也是获得一些日光照射的好方法。如果你在晚上要进行剧烈运动，请确保在睡觉前一个小时完成，给身体充分放松的时间。

午睡

这个建议并不适合所有人，因为不是每个人都喜欢午睡（比如我就不喜欢午睡）。有些人白天难以入睡，或者只有在自己的床上才能入睡。如果午睡时间过长，可能会让你在醒来时感到迷糊和困惑，影响晚上的入睡能力。我们的目标是午睡不超过 30 分钟，并在下午 3 点之前完成。你可以遵循以下简化版本的午睡流程，醒来后给自己一些时间，然后回到需要快速或敏锐反应的活动中。

限制人造光

在睡觉前一个小时，关掉电视，用调光器调暗室内照明或使用低瓦灯。

减少屏幕时间

智能手机和其他设备会导致过度的精神刺激或焦虑，同时还会发出蓝光，扰乱昼夜节律。至少睡前一个小时避免使用这些设备。

避免使用精神药物

咖啡因、酒精和各种药物都含有精神活性物质。为保持良好睡眠，应避免摄入酒精和咖啡因。请和你的医生讨论可能会干扰你休息的任何药物。

放松

这听起来很简单，但是在这个忙碌的世界里，我们经常忘记放松。例如，洗个热水澡、瑜伽、冥想和深呼吸等放松技巧可以帮助你放松身心。睡觉前避免阅读使人紧张的材料，让你的精神得到放松而不是激活。

第 1 天到第 7 天：重新调整你的睡眠习惯

每个人的睡眠时间表都会不时受到干扰，无论是由于工作紧张、旅行或者照顾新生儿还是其他原因，暂时的睡眠中断通常不会对长期健康产生影响。但长期处于慢性睡眠不足可能会带来负面影响。为了改善睡眠质量，我们需要养成良好的睡眠卫生习惯，有时需要重新训练你的身体入睡以获得更好的睡眠。以下是一些改善睡眠和培养新的睡前习惯的步骤。

第 1 步：创建新的睡眠习惯

在开始每天的活动之前，设置一个睡觉的闹钟，而不是起床的闹钟。确定你通常需要多少小时的睡眠才能感到精力充沛，然后从早晨的例行程序和事项安排开始往回计算，确保给自己足够的时间。这样做还可以避免睡眠惰性的产生。刚开始可能会感到不习惯，但是你的身体很快就会适应这个新习惯，好的睡眠将成为你新常态。例如，晚上 9 点 30 分，我的手机会提醒我上床睡觉，然后我戴上睡眠面罩入睡。大多数时候，当我的身体感觉准备就绪时，我会在早上 4:30 自然醒来，并不需要闹钟。你也可以尝试一下，你会喜欢这种没有闹钟和令人惊喜的神清气爽的感觉。

大多数父母为年幼的孩子制定了睡前计划，如洗澡、阅读或讲故事、关灯，这个顺序教会他们放松下来并开始休息。同样，成年人也需要同样的睡前计划来放松身心。固定的睡前计划会对日常活动产生重要的心理影响。你可以为新的日常生活做准备，如购买一个眼罩（选择黑色或深色，以最大限度地阻挡光线），尝试一些花草茶（如洋甘菊、缬草或其他有助于睡眠的茶），适量使用可靠的褪黑素补充剂，使用白噪声机器、歌单或应用程序等来帮助你放松和入睡。

常规

- 设置夜间上床睡觉闹钟。
- 如果可能的话，将卧室温度设置在 20 摄氏度左右。
- 洗个热水澡（如果没有浴缸，也可以淋浴）。
- 泡一杯不含咖啡因的花草茶。
- 喝茶时打开白噪声机、歌单或应用程序，放松 15 分钟。
- 刷牙。
- 伸展身体并穿上睡衣。
- 将睡眠区的灯光调暗，安静阅读 15 ~ 30 分钟。
- 戴上眼罩并躺下。
- 在心里感谢今天让你开心的人，让你的思绪漫游。
- 放松身心，享受床上的舒适。

6. 第五周：规律健身

保持身体健康至关重要，但如何有效地实现呢？单纯的锻炼很难能帮助你减轻体重，因为你燃烧的卡路里越多，你的身体就需要越多的能量来保持平衡。你无法仅仅通过运动来消除不良饮食或其他不良习惯，因此不要将运动作为健康选择的替代品。

然而，运动确实可以改善你的血液循环，使你的所有细胞（包括你的免疫细胞在内）更快、更自由地在全身移动以寻找问题。定期适度的运动可以减少炎症，帮助免疫细胞再生，即使只是进行适度的锻炼，也能提高疫苗对人的有效性。

随着年龄的增长，你应该加强核心、腿部和手臂的力量，锻炼平衡能力。如果你没有足够的时间或无法去健身房，可以尝试以下 7 个简单的练习。开始时每种锻炼进行 3 组，每组做 10 次。随着力量增强，你可以根据需要将它们进行混合搭配，创建一个全身循环的锻炼计划。请记住，早上进行锻炼的人比在一天结束时进行锻炼的人更有可能长期保持锻炼。无论你加入健身房，还是在网上或电视上参加课程，重要的是为了你的身体健康和幸福而保持运动。

第1天：行走式深蹲

这个锻炼可以加强腿部和臀部肌肉，同时提高你的平衡能力，对于老年后能够独立生活非常重要。

1. 双脚分开与臀部同宽站立。
2. 将右腿稍微放在身体前面，将左腿稍微放在身体后面。
3. 左脚保持原位，右腿向前迈出一步，比步行的步幅要长。
4. 右脚着地，左脚脚后跟离开地面。
5. 弯曲膝盖，使其弯曲到约90度，但不要让右膝盖超过右脚。
6. 保持核心稳定，并保持躯干直立。
7. 起身，回到起始位置。
8. 另一条腿重复相同动作。

第2天：俯卧撑

这个练习将锻炼你身体的每一块肌肉。如果做标准俯卧撑存在困难，请从改良俯卧撑开始，双膝着地进行。

1. 将四肢撑在地板上，双手放在比肩膀略宽的位置。
2. 保持肘部轻微弯曲，不要锁紧，伸直。
3. 双腿向后伸展，直到双手和脚趾能够使身体保持平衡，双脚分开与臀部同宽。
4. 在肚脐位置向脊柱方向绷紧肌肉。
5. 吸气，慢慢弯曲肘部，使其形成约90度，将身体压低，直到接近地板。
6. 双手向上推时呼气，感受胸部肌肉的收缩，并回到起始位置。
7. 重复以上步骤。

第 3 天：星形伸展

你可以随时做这种简单的全身伸展运动。它能够同时锻炼你的肩膀、核心、臀部和腿部肌肉。

1. 双脚分开与肩同宽站立。
2. 双臂向两侧举起，与整个身体形成一个星形。
3. 保持双腿尽可能伸直，弯下上身，使背部与地面平行。
4. 将右臂举直向下划过身体，让右手接近左脚边，同时左臂向上伸展，扭动腰部和头部，目视左手。
5. 以相反的顺序，将双臂向后收回，回到起始位置。
6. 另一侧重复相同动作。

第 4 天：休息

如果你经常锻炼，每周需要休息一天，以便让身体组织得到修复和恢复，肌肉得到适当的休息，并补充能量储备。休息日还有助于缓解情绪压力。在这一天里，你可以选择不进行高强度的运动，可以出去散个步，晚上用浴盐泡个热水澡，这可以帮助补充镁离子储备并减少肌肉肿胀。

第 5 天：跳蹲

这项运动可以增强你的核心和下半身肌肉，提高臀部和腿部的灵活性。它还可以燃烧大量卡路里，因为它锻炼了你最大的肌肉群。

1. 站立，双脚分开与臀部同宽，脚尖略微朝外。
2. 双手合十放在胸前保持平衡。
3. 弯曲膝盖，尽量放低身体。膝盖不要弯曲超过 90 度，也不要让膝盖伸过脚趾，保持上半身与地面垂直，收紧臀部以防止臀部向前倾斜。

4. 松开双手，双臂向下摆动以产生动力。
5. 脚后跟用力，尽可能快地跳跃。
6. 轻轻触地并回到深蹲姿势。
7. 重复上述步骤。

第 6 天：仰卧起坐

仰卧起坐可以轻松有效地强化你的腹肌。如果你腰部疼痛或无法完全将背部抬离地面，可以尝试只抬起肩膀和上背部来进行卷腹运动。请注意，将双手放在头后可能会给颈部带来压力，使腹肌处于孤立状态，因此不建议这样做。

1. 仰卧在地板上。
2. 弯曲膝盖，双脚平放在地上。
3. 如有必要，将脚放在长凳、家具或其他支撑物下。
4. 双臂交叉在胸前，左手放在右肩上，反之亦然。
5. 收腹，通过将肚脐向脊柱方向收紧，激活你的核心。
6. 只用腹部肌肉缓缓将背部抬离地面，保持尾骨和臀部不动并压在地板上。
7. 把自己慢慢放低，回到起始位置，不要让头或背部撞到地板上。
8. 重复上述步骤。

第 7 天：瑜伽

瑜伽非常适合伸展身体、控制呼吸，它提供了各种不同的方法和练习，旨在促进身体、思维和精神统一。在西方，"瑜伽"通常指的是哈达瑜伽，它是众多瑜伽流派中的一种。哈达瑜伽通过体式（姿势）、调息（呼吸）、手印（手势）和沙业（自律）来实现内外统一。它有助于净化身体并培养生命力的能量。虽然大多数瑜伽练习强调的是体式的练习，提供了出色的力量和平衡训练，但哈达瑜伽的深奥远不止于此。随着练习的深入，它对呼吸、冥想和放松的能力也会产生积极影响。

瑜伽通常要赤脚在防滑的瑜伽垫上进行，你可以选择使用一些辅助工具。瑜伽的各种姿势和动作要求穿着能够随身体自由伸展和移动的服装。你可以购买专门的瑜伽服，但你也完全可以从现有的衣橱中挑选一套合适的服装。有些瑜伽课程会使用如瑜伽带、瑜伽砖、瑜伽毯或瑜伽枕等道具，但在家你可以用围巾、领带、书本堆或者靠垫来替代。大多数瑜伽工作室会提供额外的道具供课堂使用。

今天不妨试试瑜伽吧！你可以在附近寻找瑜伽工作室、诊所或在线视频来尝试瑜伽。一些网站提供免费的瑜伽视频，有不同级别，并附有详细的说明。你只需要穿着舒适的衣物，带上垫子（如果工作室没有提供）和锻炼后喝的水。可以从一个简短的课程开始，然后逐渐增加难度。一旦你掌握了基本的初学者姿势，就可以将它们组合成一个流程，练习更具挑战性的姿势。

如果你对瑜伽或其理念不感兴趣，也可以选择其他伸展运动或你喜欢的低强度全身运动。

7. 第六周：保持平静

很多人一生中的大部分时间都花在制作简历或追逐人生目标上，以至于忘记了真正重要的东西：时间。时间是你最宝贵的资产。如果经常忘记时间，过度关注那些无关紧要的细节，那么，现在是时候放松并重新点燃激情了。本周的每一天，你都将专注于重新调整错误的优先事项、减轻压力的方法，以及在任何风暴中都能找到平静的方法。尝试每一种方法，看看哪些最适合你。做任何有助于让你的思绪平静下来、帮助你重新找到内心中的事情。如果你需要在紧张的一天中多次尝试，也没有关系。一旦确定了自己最喜欢的方法，就坚持 21 天来付诸实践，巩固这个新的、积极的习惯。

第 1 天：重塑你的时间观

作为一位治疗癌症的医生，我多次近距离目睹死亡。在临终病人的眼中，他们的人生有着不同的意义和价值。生命悬于一线的人无法用年来衡量时间，但他们可以密切关注剩下几周的时间。在你到达生命尽头时，无论拥有 200 周还是 2 000 周的时间，都是一样的。因此，我的建议是使用周为单位来衡量你的生命，而不是使用年。这种新的时间框架将促使你及时做出必要的改变，而不是将其留给不确定的未来。如果你想与所爱之人共享时光、追求激情，或寻找真爱，请以周为单位设定这些目标。

第 1 步：记住你终将老去

"Memento mori" 这一短语源自拉丁语，意为"记住你终将老去"。作为一种冥想练习，它有助于寻找内心的平静并明确优先事项。当周围安静下来时，请花些时间思考自己的死亡。你如何想象它？人们将如何记住你？你希望留下什么遗产？对具体细节的想象越生动，练习效果就越好。这看起来可能有些病态，但思考生命的终结可以帮助你确定真正的优先事项。也许在想象自己的死亡时，你会看到自己的孩子们，因为你在他们成长过程中没有花更多时间陪伴他们，或者他们没有像你所希望的那样了解你，使你感到遗憾。如果是这样，也许你在工作上花费了太多时间，没有足够的时间陪伴他们。

对于错误或失败，你可以感到后悔或纠结，但过去已经过去，应该放下它。也许你在某件事上失败了，没关系。生命短暂，我们无法掌控太多。悲伤会加速衰老。专注前进道路上的下一步。练习 "memento mori" 会让你脚踏实地和谦逊，提醒你生命是多么短暂，遵循重要事情优先的原则是多么重要。它还将帮助你重新审视日常生活中的困扰或问题。无论面临何种不便或挑战，总有一天它们会过去，就像你度过并克服困难的其他周一样。所有的风暴都会过去，太阳会再次升起。

第 2 天：把工作与生活分开

我们很难找到一个认为自己不忙的人。无论是带孩子去参加演出还是试图成为一家大型律师事务所的合伙人，或者两者兼而有之。我们日益狂热的世界可能会让你专注世俗的事务，如社会地位或最新的潮流，即使退休的人也会抱怨有太多的事情要做。

到目前为止，我已经为这个世界接生了 23 个婴儿，并在很多人临终前握着他们的手。那些临终者分享了 3 个主要的遗憾。他们没有人想多开几次视频会议或做出更好的年终总结；相反，他们希望多做一些让自己快乐的事情，多陪陪所爱之人，希望能敢于冒险追逐自己的梦想。

人们很容易陷入当下的压力，工作危机、网络故障或航班延误，这些都会让你感到愤怒，产生超出身体需要的皮质醇。当你终于得到休息的机会，准备享受一些宁静的时候，你却感染了感冒或流感，或者一根水管破裂使水淹没了你的厨房。那么，你应该怎么办？你会发疯抱怨还是花一点时间嘲笑现实的荒谬？有一天，你的老板可能会破产，或者你的工作可能会被机器人取代。当然，这些可能性会影响你的生存，但过度担心它们只会带来更多的压力而非好处。在你之前有人做过你的工作或类似的工作，而在你之后也会有人做你的工作或类似的工作，每个人都可以被替代。与此同时，令人反感的压力时刻都在损害你的免疫系统。

密切关注职业并没有什么坏处，但它会让你在许多方面变得脆弱。筋疲力尽、被解雇，甚至退休都可能使你的思想陷入不健康的循环。如果你失去了自己最重要的事情，你可能会产生不必要的焦虑或抑郁。首先通过重申自己作为一个人的身份，其次才是作为一个聪明或勤奋的人的身份，你可以建立一个更加平衡、更加健康的生活。

第 1 步：任务委托

在进行任务委托时，首先需要将所有任务按照其重要性分为高、中、低 3 类，并根据完成时间分为快速、一般、耗时 3 种类型。当你专注于解决紧急问题时，可以将一些耗时较长但重要性较低的任务委派给下属，或雇用一个虚拟助理或实习生来处理。有效的委派需要放弃部分对如何完成工作的控制权，这本身就是一种对健康的沟通的练习。

第 2 步：重构你的技能结构

重新考虑你与工作的关系。如果明天你不得不离开你的行业，你会怎么做？你可以立即从事哪些新的工作或职业？不要将你的工作视为身份或头衔，而是要考虑适用于各种情况的技能。例如，许多心理治疗师的技能可以很好地转化为人力资源或指导咨询。

第 3 天：知道什么才是重要的

我在巴西长大，在圣保罗的郊区工作。探访贫民窟里的病人让我接触到了一种令人难以理解的现实。同一个社会，我有机会学习医学并随意购买新鞋，而许多人却无法获得清洁水或基本营养。

有一次，一个病人的电话将我带到了距离圣保罗市中心约一个小时车程的地方，他居住在一个用黏土建造的小房子里。在这个狭小的空间里，细菌感染的恶臭充斥在我的鼻腔中，里面的人病得很重。一个明显超过 80 岁的男人坐在椅子上，但他自己却不能确定自己的生日，因为他不知道。他的足部感染正在快速蔓延，需要医院级别的抗生素。我们立即将他送到了最近的医院，在车上，他告诉我他是奴隶的儿子，当时我正在给他输液。

奴隶？这似乎是不可能的。老人说，他的母亲一生都被扣押在离他住所不远的农场里。多年前，他逃出来了，而她却在囚禁中去世了。尽管巴西于 1888 年废除了奴隶制，但在某些地方，这种卑劣的行为仍在秘密进行。我不知道在我自己的国家中，是否仍有人在被奴役。这位老人揭示的这一切让我震惊，他的故事让我永远无法忘记。

然而，这位老人并没有表现出任何怨恨或愤怒。他对自己的生活感到满意，并感激医疗帮助。他很高兴看到新一天的到来。他并没有将精力放在自己的贫穷或过去上，而是活在当下，感恩每一刻。有些人将其称为情商、洞察力或大局观，但这并不重要。重要的是不要过于关注那些你无法掌控的事情，珍惜每一刻所拥有的珍贵。

第 1 步：确定优先事项

反思一下你的信仰体系、原则和价值观。思考什么对你最为重要，列出你不能没有的东西。你可以从最基本的需求开始，比如水、食物和金钱，然后再确定对你个人来说最重要的人和最热衷的事情。通过明确你的价值观，你可以确定哪些是值得追求的，哪些是可以放弃的。让你的优先事项引导你进入下一步。考虑你在养育子女、人际关系、社区和职业等领域的目标，按照重要性进行排名。你可以使用正式的工作表来帮助你组织想法，但是当你思考对你最重要的优先事项时，也可以在手机或健康日志中保留一个待办事项清单。

第 4 天：保持内在的平静

开发不同管理压力的方法需要时间，所以不要太快放弃。将注意力从压力源转移到有意识的节奏上需要专注，它可以增强你的精神和情绪耐力。如果你需要更多的帮助来缓解你的压力，请不要害怕寻求专业帮助。

第 1 步：做点新鲜的改变

如果发现自己在晚上或周末查看工作电子邮件，请停下来。尝试一些与工作或任何你已经在做的事情无关的新爱好，比如烘焙、书法、园艺、编织、绘画或摄影。如果想学习一门新语言，但因为公司与拉丁美洲的许多客户打交道，学西班牙语感觉像是工作的话，不妨考虑学习法语。此外，也不必做出长期的承诺。重点是做一些新鲜的事情，享受过程。如果想多运动，也不必报名参加马拉松，你可以在午餐时间去健身房做一些轻度力量训练。如果可以的话，每周几次步行或骑自行车下班回家。小的变化更容易实施和维护，随着时间的推移，这会形成承诺和自我完善的良性循环。

第 2 步：与他人保持联系

在疫情期间，我们都独自度过了很多时间，渴望与社会联系来改善自己的心理健康。通过参加社区活动、加入当地俱乐部或组织，以及结交一些新朋友来重新激活社交圈子。在建立一个新的支持系统的同时，你会感到快乐。接触那些与你失去联系的人也可以帮助你重新建立更健康的自我。这不需要太多。最近对成年人友谊的研究表明，只要有 3~5 个亲密的朋友就会与最高水平的生活满意度相关联。

第 5 天：冥想

几千年来，冥想一直有各种不同的练习和技巧。无论你追求什么，你都需要了解它是如何以及它为什么能够缓解你的心理压力。大多数练习都鼓励你在冥想时将注意力集中在一个选定的目标上，这就是为什么有些人会使用口头禅。但包括我在内的一部分则更喜欢凝视蜡烛。

达到冥想状态并不需要你拥抱集体意识或失去自我意识。这与控制或掌握你的思想无关。冥想可以帮助你达到一种深度的、自然的放松状态。它始于从工作通知和请求中脱离，全身心地沉浸在当下。它停止了一些心理学家所说的"猴子思维"，即持续不断的焦虑和担忧，会使你思维混乱。当你冥想时，你会把这种混乱一扫而空。目标是让自己变得"看不见、触不到、安静无声"，即使只有 10 分钟。

你已经拥有冥想技能和使用它们的工具。你的网状激活系统 (RAS) 决定了你对外部世界的感知和反应方式。它调节你的清醒状态，集中能力以及应激反应（战斗、逃跑或冻结的反应）。从广义上讲，它控制着你的意识，守卫着你通过各种感官收集的所有数据。在嘈杂的餐厅里，当你和好朋友或其他重要的人在一起时，你可以忽略所有外来噪音，专注于你们的谈话，对吧？这就是你的网状激活系统在起作用。它允许你的大脑在后台工作，让你的系统保持活跃，而不会被持续的感官输入所干扰。你的网状激活系统为你选择的焦点创建了一个有意识的过滤器。它对感官输入进行分类并仅显示相关内容。你可以利用网状激活系统的力量专注于当下，而忽略其他一切。

第 1 步：蜡烛冥想

这项技术非常适合初学者。拿起一根蜡烛并点燃它。调暗灯光，让火焰成为房间的焦点。将蜡烛放在桌子上，坐在它前面，为了方便和舒适，请尝试将火焰放在与眼睛水平的位置，大约 2 英尺（0.6 米）远，保持背部挺直，让横膈膜① 全方位运动。将计时器设置为 10 或 15 分钟，做几次深而缓慢的呼吸。放松并释放身体中的任何紧张感，只专注于火焰，观察它闪烁、改变形状、发出光晕并闪烁各种颜色。如果你走神了，别担心，把思绪重新带回火焰，你可能需要多次整理你的思绪。你练习得越多，它就会变得越容易。

第 6 天：呼吸

当你吸气时，血细胞接收氧气并释放二氧化碳，即你呼出的废物。胸腹联合式呼吸、腹式呼吸、横膈膜呼吸和节奏呼吸都是深呼吸。当你深吸一口气时，空气会完全充满你的肺部，你的下腹部会隆起。当你不深呼吸时，你会限制横膈膜的活动范围，肺部底部无法接收到足够的含氧空气，你可能因此感到气短或焦虑，呼吸问题会导致疲劳、惊恐以及其他身体和情绪问题，因为它们会破坏氧气和二氧化碳的交换。深呼吸可以降低或稳定血压，同时减慢心率。

要进行这个练习，你真正需要做的就是有意识地深呼吸，缓慢而深入。一旦你掌握了这个简单的练习，这里还有另外 3 种呼吸方法可以让你平静下来。

第 1 步：交替鼻孔呼吸

坐直并保持姿势，闭上眼睛或向下凝视。像往常一样吸气和呼气一

---

① 横膈膜是胸腔和腹腔之间的分隔，随着呼吸运动而上下运动。

次，然后用拇指按住右鼻孔，通过左鼻孔吸气并屏住呼吸；按住你的左鼻孔并使用你的右鼻孔，通过右鼻孔呼气，通过右鼻孔吸气并屏住呼吸；用拇指按住右鼻孔，松开左鼻孔，通过左鼻孔呼气。

完成 10 轮这个呼吸模式。如果你感到头晕，请休息一下。松开双鼻孔后正常呼吸。

第 2 步：4-7-8 呼吸

这个练习可以自然地放松你的神经系统。在你掌握它之前，请保持坐姿和背部挺直。之后，你可以躺在床上进行练习。

将舌尖放在上门牙后面的软腭上。用嘴大口呼气，发出"嗖嗖"的声音，闭上嘴，用鼻子静静地吸气，数到 4，然后屏住呼吸数到 7，用嘴大口呼气，再次发出"嗖嗖"的声音，数到 8。重复 3 遍。

第 3 步：狮子式呼吸

这种深呼吸技术在梵语中称为狮子姿势，可以帮助你放松面部和下巴的肌肉，缓解压力，改善你的心血管功能。坐下，身体略微前倾，双手放在膝盖或地板上，将手指尽可能宽地张开放在膝盖上，用鼻子吸气，张大嘴巴，伸出舌头向下指向下巴，用力呼气，让气息穿过舌根，呼气时，从腹部深处发出"哈"的声音，正常呼吸几分钟。狮子呼吸最多重复 7 次。

第 7 天：实现释放

在你这周的练习结束时，还可以通过另一个简单而有效的练习来让你保持平静。在家或办公室等安静的地方，收集两张小纸片，在第一张纸上写下最近让你烦恼的事情，可以是天气、交通、你的老板、客户或其他任何让你沮丧的事情，然后把纸放在一边。在第二张纸上写下给你带来快乐的事情，比如陌生人的微笑、电子邮件中的好消息、你吃的食物或其他任何让你心情愉悦的事情。

将两张纸并排放在一起，然后大声说："谢谢。"承认这两件事情都发生了——好的和不好的。之后，将这些事全都放下，随它们去。

8. 第七周：科学地服用补充剂

此时，你的身体已经准备好接受一些有益的维生素和适应原，以启动最后一周和你生活的下一阶段。然而，如果你认为大量服用某些维生素可以改善免疫系统，请三思而行。过量使用任何补充剂都可能造成伤害。适量摄入维生素 B 复合物、维生素 C、维生素 D、多种维生素、蘑菇补充剂以及锌，都可以促进免疫系统的功能。此外，其他补充剂也可能有所帮助。

第 1 天到第 7 天：明确自身的不足

如果你还没有开始追踪饮食中的营养成分，现在是开始的好时机。请记住，信息就是力量。在这个过程中，你的健康日志将派上用场。

第 1 步：计算营养素摄入量

记录下本周你每天所摄入的食物。查看主要营养素（碳水化合物、脂肪、蛋白质）和微量营养素（维生素和矿物质）。比较你的摄入量与美国食品药品监督管理局推荐的每日摄入量。如果发现摄入不足，考虑调整饮食或补充适当的营养补充剂。

第 2 步：检查你的营养水平

每个人的身体吸收营养的方式都有所不同。现在许多医生会将血液检查结果发布到网站上。如果你有这样的记录，请查看结果，看看你的检查与健康范围相比如何。以便考虑调整饮食或服用相应的营养补充剂。

第 3 步：回答问卷

在你开始大量购买补充剂之前，请回答以下问题。

- 你以前使用过补充剂吗？为什么使用？
- 你觉得每天服用多少片补充剂比较合适？
- 你是否尝试过补充剂粉末？
- 你是否愿意尝试使用 CBD（大麻二酚）酊剂或精油来减轻压力？
- 你是否在饮料中添加蛋白质、胶原蛋白或其他粉末？
- 你是否试图避免使用植物油和种子油？
- 你是否试图避免食用大豆、小麦和其他作物？
- 你是否发现自己在一天结束时精力不足？
- 你有过敏症吗？

补充剂的正确使用可以提供帮助，但并非所有补充剂都适合每个人。食用天然有机食物是获得所有营养素的最佳方式。然而，如果你的饮食并非完美，补充剂可能是一个选择。寻找对免疫系统友好的配方，并咨询医生的建议，因为处方补充剂经过严格的质量审查，这与非处方补充剂有所不同。

9. 维护：细胞喂养

　　恭喜你完成了为期 7 周的免疫力提升方案！现在是进入维护阶段的时候了，这意味着你需要坚持选择更健康的生活方式，拥有更强大的免疫系统，获得更好的健康。你已经养成了积极应对压力、锻炼和睡眠的新习惯，因此请继续这些良好的做法，为你身体和心理的健康打下长期发展的坚实基础。

　　关于营养方面，尽管免疫饮食计划可能有一些限制，使其难以长期维持，但你也不希望失去已经取得的成果。这时候，细胞喂养方法就派上用场了。这种基于科学的、有意识的饮食方法改变了你对食物的心理联系，包括你吃什么、什么时候吃以及为什么吃。它融合了研究、传统实践和冥想，旨在改变你对食物的态度，而不是限制你的饮食。许多饮食计划失败的原因在于人们讨厌节食，有时甚至对此产生抗拒。

　　细胞喂养方法邀请你了解身体如何运作，如何在不节食的情况下保持健康，以及如何通过喂养你的细胞和灵魂过上更好的生活。你消耗的一切都为你的细胞提供燃料。你喝的水、吃的食物和服用的补充剂不断在分子水平上影响着你身体内部的互动。就像你所了解的那样，当你摄入油腻或辛辣的食物时，你的身体对不同类型的营养会有不同的反应。它渴望从最基本的层面上获得工作所需的有效能量。细胞喂养方法并不限制你可以吃哪些食物，而是引导你，选择让你感觉更好、更快乐、更健康的食物和饮料。

第 1 步：食用能滋养身体的食物

在决定消费任何物品之前，请仔细考虑它是什么以及购买原因。问问自己：这对我的身体有何益处？偶尔享受美食当然无妨，这让生活更有意义。但现在你已经与自己建立了更健康的关系，你不想不经意间破坏它。你需要问自己的两个主要问题是，这个物品能滋养我的细胞吗？这个物品能滋养我的身体吗？

如果你不确定，请从长期生存、维持健康和康复的角度考虑。这能让你更长寿吗？这有助于保持你的健康吗？这有助于你的康复吗？在这种情况下，简单的是或否问题可以帮助你重新获得自制力，同时让你的生活更加充实。它们可以让你随时恢复健康，而不必担心卡路里或体重。

请随时回顾免疫饮食计划中允许的食品。如果你需要更多帮助，请遵循以下一般指导准则。

表 3-1　饮食指导准则

种类	应避免的	可食用的
动物蛋白	来源不明的鸡肉、鲑鱼和金枪鱼等富含汞的鱼类	草饲牛肉、人工饲养的猪肉、不含抗生素和激素的鸡肉
植物蛋白	乳清蛋白、花生和大豆	有机、非转基因豆类和其他豆类
谷物和淀粉	玉米和小麦	有机、非转基因大米和红薯
蔬菜	任何冷冻或商店购买的东西（非有机）、茄属植物（茄子、土豆、西红柿）和豌豆	有机蔬菜、非转基因甜菜、胡萝卜和芦笋

（续表）

水果	任何冷冻或商店购买的东西（非有机），橙子，草莓	有机非转基因苹果、杏子、蓝莓、蔓越莓、桃子、梨和菠萝
甜味剂	糖、枫糖浆、果糖	三氯蔗糖和甜叶菊
奶制品	2% 低脂或脱脂牛奶，或超加工牛奶副产品	黄油、全脂牛奶和全脂奶制品
饮料	自来水、来源不明的水、碳酸、酒精	有机、非转基因咖啡和茶、矿泉水

你已经了解可以选择的食物以及应该避免的食物。实际上，它并没有想象中那么复杂。为了获得更好的健康，自我控制至关重要。给自己一些空间，偶尔犒劳一下自己，但不要养成习惯。尽量避免吃零食，因为这通常是为了满足心理而不是胃的欲望。在某些情况下，节食减肥可能是有效的，但是当你根据身体而不是心理的需要调整饮食时，同样可以达到相同的效果。

不在家时

当外出用餐、参加聚会或参加活动时，人们常常会问该怎么办，因为他们无法控制可获得的营养。解决策略很简单：这些是例外情况，不会经常发生或成为习惯。在这些情况下，应适度地满足身体的需求。请记住，生活是一个平衡的过程，而不是僵化的。

第 2 步：遵循协议

希望为期 7 周的免疫力提升方案能够为你带来全新的视角。为了保持已经恢复的身体健康，请定期重新评估你的日常习惯、做法和行为。

现在你已经更加明白，并且经历了健康生活的好处。继续仔细阅读所有你接触的物品上的标签，包括个人护理产品。请记住，皮肤是人体最大的器官，具有高度的渗透性，并含有大量的免疫细胞。所以，它接触的东西非常重要。

许多人在决定戒烟之前会尝试戒掉 3 周的尼古丁。当我年轻的时候，在医学院的压力环境下，我也养成了吸烟的习惯。当我从事癌症研究时，我看到了继续吸烟的愚蠢后果。3 周后，我已经完全戒烟。我发现放弃吸烟比承诺永远不再吸烟要容易得多。这种心理策略给予了我所需的帮助。

如果你正在努力戒酒，请重新评估你与酒精的关系。虽然不是每个人都需要完全避免饮酒，但你需要知道谁是主导者。当你失去自我控制能力时，上瘾症就会占据上风。偶尔放纵可能会导致上瘾，因此请确保你没有将酒精或任何其他物质的滥用作为逃避现实的方式。要知道，适度是关键。

当你反思自己的日常习惯时，请尝试在其他健康日志或其他地方记录笔记，因为这一步可以让你记录自己的生活，使采取有意义的行动变得更加容易。太多人在失去健康之前仍然没有意识到自己的问题，然后后悔自己过去没有做出不同的选择，而现在你已经拥有了改变未来的知识、工具和指导。权力掌握在你的手中，请充分利用每一分钟，因为每一分钟都可能成为你最有价值的时刻。

致谢

一本书不仅仅是文字的集合，它象征着那些愿意与你同行的人们对你的赞同。旅程始自你的父母——他们是你真正的启蒙导师，引领你开始洞悉世界。如若有幸，本书的内容将伴你一生，与其他的大师、朋友及教授一同前行。人生中总是如此，当学生准备就绪，导师便即刻出现。我借此机会感谢一些特殊的人们，他们参与我的项目、在途中鼓舞我，使我得以将思维落实为现实。他们的存在让一切成为可能，请接受我衷心的感谢。

我对得克萨斯大学 MD 安德森癌症中心表示感谢，他们为了实现终结癌症的使命，每日不懈地努力着；我也要感谢帕克癌症免疫治疗研究所，他们的研究带来了突破性的发现。

我特别要向帕德曼妮·沙玛和詹姆森·艾利森表示感谢，他们的工作打破了医学科学的现状，改变了历史的进程，并拯救了无数生命。能够在他们的光环之下，我深感荣幸。

感谢布赖恩·沃勒克，他是我所遇过的最了不起的人，全心全意地将自己的时间奉献给了他人的福祉。若世界上有更多像布赖恩·沃勒克这样的人，或许我们真的能够实现永久的和平。

我要向我深爱的家人表示感谢：我的祖母玛丽亚·萨尔瓦多·尼索拉，她历经重重困苦却仍然满怀欢乐并将欢乐分享给我；我的外祖母特雷扎·罗萨·弗洛林多，她总是微笑着给予我充满智慧的教诲；我的叔叔约翰·罗伯托·弗洛林多，他教导我生活应充满爱、欢笑和激情；以及我深爱的父母安娜·罗莎·尼索拉和伊沃·尼索拉，他们全力支持我的学业，教导我无私的爱。

有许多导师在我工作和生活中给予了我深刻的启发和激励。素密·苏布迪博士，他是我所知最优秀的肿瘤科医生；拉米·易卜拉欣博士，他是我所知最杰出的药物研发者；莫妮卡·马祖拉纳博士，她是我所见过的对病人态度最好的医生；里卡多·库内贡德斯博士，他是一位令人敬佩的上司；布鲁诺·帕格农塞利博士，他教给我的远不止医学知识。我还要特别感谢约翰·塔斯帕克，他曾在我遭遇山顶暴风雪时救我于危难之中。

有许多人在我的生活和工作中给予了我巨大的推动力。我无法一一列举他们的名字，但我要对几个特殊的人表示特别感谢：优秀的安娜·卡洛琳娜·波尔图博士，我每日思念着她；布鲁纳·玛拉·派瓦博士总是毫无怨言地接听我深夜的电话；比阿特丽斯·达尔皮诺博士是纪律与仁慈的完美象征；温迪·瓜里斯科和凯莉·乔治，她们的努力使一切成为可能；充满活力的德布·斯瓦克，她的热情照亮了世界；克莱尔·甘农和哈诺·卡夫雷拉，他们视我如己出；斯科特·米尔豪斯是我所期望的最好的朋友；纳特·罗林斯慷慨地编辑了我首篇全国性的观点文章；雪莉·江普，她是一位文字魔法师；以及桑德拉·阿布雷瓦亚，她的精确研究技能应该被全世界的医学院所采纳。我特别感谢我的经纪人帕梅拉·哈蒂，以及我在 Countryman 出版社的编辑詹姆斯·哈约。

这些人塑造了我生活和工作的框架，他们使我成为今天的我。仅仅说一句谢谢远远不足以表达我对他们的支持的感激之情。

注释

1. "Antibiotic Resistant Bacteria," Victoria State Government, Better Health Channel, https://www.betterhealth.vic.gov.au/health/conditionsandtreatments/antibiotic-resistant-bacteria.

2. Bruce Alberts, Alexander Johnson, Julian Lewis, et al, *Helper T-Cells and Lympho-cyte Activation* (New York: Garland Science, 2002), https://www.ncbi.nlm.nih.gov/books/NBK26827.

3. David D. Chaplin, "Overview of the Immune Response, " *The Journal of Allergy and Clinical Immunology* 125,no.2 Suppl 2(February 2010):S3–23,https://doi.org/10.1016/j.jaci.2009.12.980.

4. Genetic Alliance and District of Columbia Department of Health, *Newborn Screening* (Washington, DC: Genetic Alliance, 2010), 19–30, https://www.ncbi.nlm.nih.gov/books/NBK132148.

5. Kurt Whittemore, Elsa Vera, Eva Martínez-Nevado, et al, "Telomere Shortening Rate Predicts Species Life Span," *Proceedings of the National Academy of Sciences of the United States of America* 116, no. 30 (July 23, 2019): 15122–27, https://doi.org/10.1073/ pnas.1902452116.

6. Johns Hopkins Medicine, "Accurate telomere length test influences treatment decisions for certain diseases," ScienceDaily, www.sciencedaily.com/releases/2018/02/180226122522.htm.

7. Marjorie K. Jeffcoat, Robert L. Jeffcoat, Patricia A. Gladowski, et al, "Impact of Periodontal Therapy on General Health: Evidence from Insurance Data for Five

Systemic Conditions," *American Journal of Preventive Medicine* 47, no. 2 (August 1, 2014): 166–74, https://doi.org/10.1016/j.amepre.2014.04.001.

8. "The Brain-Gut Connection,"Hopkins Medicine, last modified November1, 2021, https://www.hopkinsmedicine.org/health/wellness-and-prevention/the-brain-gut-connection.

9. Thomas C. Fung, Helen E. Vuong, Cristopher D. G. Luna, et al, "Intestinal Serotonin and Fluoxetine Exposure Modulate Bacterial Colonization in the Gut," *Nature Microbiology* 4, no. 12 (December 2019): 2064–73,https://doi.org/10.1038/s41564-019-0540-4.

10. Jessica M. Yano, Kristie Yu, Gregory P. Donaldson, et al, "Indigenous Bacteria from the Gut Microbiota Regulate Host Serotonin Biosynthesis," *Cell* 161, no. 2 (April 9, 2015): 264–76,https://doi.org/10.1016/j.cell.2015.02.047.

11. Mun-Keat Looi, "The Human Microbiome: Everything You Need to Know About the 39 Trillion Microbes That Call Our Bodies Home," *BBC Science Focus*, July 14, 2020, https://www.sciencefocus.com/the-human-body/human-microbiome/.

12. Amy D. Proal, Paul J. Albert, Trevor G. Marshall, "The Human Microbiome and Autoimmunity," *Current Opinion in Rheumatology* 25, no. 2 (March 2013): 234–40, https://doi.org/10.1097/BOR.0b013e32835cedbf.

13. Luba VLikhanski, "A Science Lecture Accidentally Sparked a Global Craze for Yogurt," *Smithsonian Magazine*, April 11 206, https://www.smithsonianmag.com/science-nature/science-lecture-accidentally-sparked-global-craze-yogurt-180958700/.

14. US Food & Drug Administration Office of Criminal Investigation, "GNC Enters Into Agreement with Department of Justice to Improve Its Practices and Keep Potentially Illegal Dietary Supplements Out of the Marketplace," US Department of Justice Press Release, December 7, 2016,https://www.fda.gov/inspections-compliance-enforcement-and-criminal-investigations/press-releases/december-7-2016-gnc-enters-agreement-department-justice-improve-its-practices-and-keep-potentially.

15. Snigdha Vallabhaneni, Tiffany A. Walker, Shawn R. Lockhart, et al, "Fatal Gas-trointestinal Mucormycosis in a Premature Infant Associated with a Contaminated Dietary Supplement—Connecticut, 2014," *Morbidity and Mortality Weekly Report* 64, no. 6 (February 20, 2015): 155–56, https://www.ncbi.nlm.nih.gov/pmc/articles/PMC4584706/.

16. Isabelle Meyts, Aziz Bousfiha, Carla Duff, et al, "Primary Immunodeficiencies: A Decade of Progress and a Promising Future," *Frontiers in Immunology* 11 (2020):

625753, https:// doi.org/10.3389/fimmu.2020.625753.

17. National Institutes of Health, "Autoimmunity May Be Rising in the United States," NIH News Release, April 8, 2020, https://www.nih.gov/news-events/news-releases/autoimmunity-may-be-rising-united-states.

18. James Dahlgren, Harpreet Takhar, Pamela Anderson-Mahoney,et al,"Cluster of Systemic Lupus Erythematosus (SLE) Associated with an Oil Field Waste Site: A Cross Sectional Study," *Environmental Health* 6, no. 8 (2007),https://doi.org/10.1186/1476-069X-6-8.

19. "Lupus Linked to Petroleum Exposure." Newsdesk.org, May 23, 2007, http://newsdesk.org/2007/05/23/lupus_linked_to/.

20. Aram Mokarizadeh, Mohammad Reza Faryabi, Mohammad Amin Rezvanfar, et al, "A Comprehensive Review of Pesticides and the Immune Dysregulation: Mechanisms, Evidence and Consequences," *Toxicology Mechanisms and Methods* 25, no. 4 (May 4, 2015): 258–78, https://doi.org/10.3109/15376516.2015.1020182.

21. "Diagnosing Autoimmune Diseases," Benaroya Research Institute, October 20, 2017, https://www.benaroyaresearch.org/blog/post/diagnosing-autoimmune-diseases.

22. Arndt Manzel, Dominik N. Muller, David A. Hafler, et al, "Role of 'Western Diet' in Inflammatory Autoimmune Diseases," *Current Allergy and Asthma Reports* 14, no. 1 (January 2014): 404, https://doi.org/10.1007/s11882-013-0404-6.

23. Yiliang Wang, Zhaoyang Wang, Yun Wang, et al, "The Gut-Microglia Connection: Implications for Central Nervous System Diseases," *Frontiers in Immunology* 9 (October 5, 2018): 2325,https://doi.org/10.3389/fimmu.2018.02325.

24. Luigi Naldi, "Psoriasis and Smoking: Links and Risks," *Psoriasis: Targets and Therapy* 6 (May 2016): 65–71,https://doi.org/10.2147/PTT.S85189.

25. Cristina Everett, "Lady Gaga Tested 'Borderline Positive' for Lupus: 'I Have to Take Good Care of Myself,'" *New York Daily News*, June 1, 2010, https://www.nydaily- news.com/entertainment/gossip/lady-gaga-tested-borderline-positive-lupus-good-care-article-1.182280.

26. Christopher P. Wild and Yun Yun Gong, "Mycotoxins and Human Disease: A Largely Ignored Global Health Issue," *Carcinogenesis* 31, no. 1 (January 2010): 71–82, https:// doi.org/10.1093/carcin/bgp264.

27. Lena Herden and Robert Weissert, "The Impact of Coffee and Caffeine on Multiple Sclerosis Compared to Other Neurodegenerative Diseases," *Frontiers in Nutrition* 5

(December 21, 2018): 133,https://doi.org/10.3389/fnut.2018.00133.

28. Kim Tingley, "The Strange Connection Between Mono and M.S.," *The New York Times Magazine*, February 23, 2022, https://www.nytimes.com/2022/02/23/magazine/epstein-barr-virus-multiple-sclerosis.html.

29. Ian C. Scott, Racheal Tan, Daniel Stahl, et al, "The Protective Effect of Alcohol on Developing Rheumatoid Arthritis: A Systematic Review and Meta-Analysis," *Rheumatology* 52, no. 5 (May 1, 2013): 856–67, https://doi.org/10.1093/rheumatology/kes376.

30. Jennifer Mannheim, "Global Increase in Rheumatoid Arthritis Prevalence Rates and Disease Burden," *Rheumatology Advisor*, October 17, 2019, https://www.rheumatologyadvisor.com/home/topics/rheumatoid-arthritis/global-increase-in-rheumatoid-arthritis-prevalence-rates-and-disease-burden/.

31. Adham Mottalib, Megan Kasetty, Jessica Y. Mar, et al, "Weight Management in Patients with Type 1 Diabetes and Obesity," *Current Diabetes Reports* 17, no. 10 (October 2017): 92, https://doi.org/10.1093/carcin/bgp264.

32. Marton Olbei, Isabelle Hautefort, Dezso Modos, et al, "SARS-CoV-2 Causes a Different Cytokine Response Compared to Other Cytokine Storm-Causing Respiratory Viruses in Severely Ill Patients," *Frontiers in Immunology* 12 (March 2021),https://www.frontiersin.org/articles/10.3389/fimmu.2021.629193.

33. "Long COVID (Post-Acute Sequelae of SARS CoV-2 Infection, PASC)," Yale Medicine Fact Sheet,https://www.yalemedicine.org/conditions/long-covid-post-acute-sequelae-of-sars-cov-2-infection-pasc.

34. Derek M. Griffith, Garima Sharma, Christopher S. Holliday, et al, "Men and COVID-19: A Biopsychosocial Approach to Understanding Sex Differences in Mortality and Recommendations for Practice and Policy Interventions," *Preventing Chronic Disease* 17 (July 16, 2020): 200247,https://doi.org/10.5888/pcd17.200247.

35. Katherine Mackey, Chelsea K. Ayers, Karli K. Kondo, et al, "Racial and Ethnic Dis- parities in COVID-19-Related Infections, Hospitalizations, and Deaths: A System- atic Review," *Annals of Internal Medicine* 174, no.3 (March 2021):362–73, https://doi.org/10.7326/M20-6306.

36. "COVID-19 Cardiovascular Registry Details Disparities among Patients Hospitalized with COVID," American Heart Association Scientific Sessions 2020—Late-Breaking Science,

November 17, 2020, https://newsroom.heart.org/news/covid-19-cardiovascular-registry-details-disparities-among-patients-hospitalized-with-covid.

37. "People with Certain Medical Conditions," Centers for Disease Control and Prevention, May 2, 2022, https://www.cdc.gov/coronavirus/2019-ncov/need-extra-precautions/people-with-medical-conditions.html.

38. Sara Berg, "What Doctors Wish Patients New About Long Covid," American Medical Association, March 2, 2022, https://www.ama-assn.org/delivering-care/public-health/what-doctors-wish-patients-knew-about-long-covid.

39. Joseph E. Ebinger, Justyna Fert-Bober, Ignat Printsev, et al, "Antibody Responses to the BNT162b2 MRNA Vaccine in Individuals Previously Infected with SARS- CoV-2," *Nature Medicine* 27, no. 6 (June 2021):981–84, https://doi.org/10.1038/ s41591-021-01325-6.

40. Amiel A. Dror, Nicole Morozov, Amani Daoud, et al, "Pre-Infection 25-Hydroxy-vitamin D3 Levels and Association with Severity of COVID-19 Illness," *PLOS ONE* 17, no. 2 (February 3, 2022): e0263069,https://doi.org/10.1371/journal.pone. 0263069.

41. Christine Blume, Corrado Garbazza, and Manuel Spitschan, "Effects of Light on Human Circadian Rhythms, Sleep and Mood," *Somnologie* 23,no.3 (2019):147–56, https://doi.org/10.1007/s11818-019-00215-x.

42. Andrew Bartlett and Nial Wheate, "What Time of Day Should I Take My Med-icine?", *The Conversation* October 31, 2019, http://theconversation.com/what-time-of-day-should-i-take-my-medicine-125809.

43. Blume, "Effects of Light," 147–56.

44. Gregory D. Roach and Charli Sargent, "Interventions to Minimize Jet Lag After Westward and Eastward Flight,"*Frontiers in Physiology* 10 (July 31,2019), https://doi.org/10.3389/ fphys.2019.00927.

45. "Data and Statistics—Sleep and Sleep Disorders," Centers for Disease Control and Prevention, September 13, 2021,https://www.cdc.gov/sleep/data_statistics.html.

46. Matt Lait, "Cave-Dwelling Volunteer Emerges 'I Love The Sun,'" *Washington Post*, May 24, 1989, https://www.washingtonpost.com/archive/politics/1989/05/24/cave-dwelling-volunteer-emerges-i-love-the-sun/af4e611f-b8af-490d-bec0-d00e638ef370/.

47. Charlotte Helfrich-Förster, Stefanie Monecke, Ignacio Spiousas, et al, "Women Temporarily Synchronize Their Menstrual Cycles with the Luminance and Gravimetric Cycles of the

Moon," *Science Advances* 7, no. 5 (January 29, 2021): eabe1358,https://doi.org/10.1126/sciadv.abe1358.

48. Leandro Casiraghi, Ignacio Spiousas, Gideon P. Dunster, et al, "Moonstruck Sleep: Synchronization of Human Sleep with the Moon Cycle under Field Conditions," *Science Advances* 7, no. 5 (January 29, 2021): eabe0465,https://doi.org/10.1126/sciadv.abe0465.

49. Winnifred B. Cutler, Wolfgang M. Schleidt, Erika Friedmann, et al, "Lunar Influences on the Reproductive Cycle in Women," *Human Biology* 59, no. 6 (December 1987), 959–72, https://www.jstor.org/stable/41463960?seq=1.

50. Katherine Sievert, Sultana Monira Hussain, Matthew J. Page, et al, "Effect of Breakfast on Weight and Energy Intake: Systematic Review and Meta-Analysis of Randomised Controlled Trials," *BMJ* 364 (January 30, 2019): l42,https://doi.org/10.1136/bmj.l42.

51. Tiffany A. Dong, Pratik B. Sandesara, Devinder S. Dhindsa, et al, "Intermittent Fasting: A Heart Healthy Dietary Pattern?" *The American Journal of Medicine* 133, no. 8 (August 2020): 901–7, https://doi.org/10.1016/j.amjmed.2020.03.030.

52. Megan S. Motosue, M. Fernanda Bellolio, Holly K. Van Houten, et al, "National Trends in Emergency Department Visits and Hospitalizations for Food-Induced Anaphylaxis in US Children," *Pediatric Allergy and Immunology* 29, no. 5 (August 2018): 538–44, https://doi.org/10.1111/pai.12908.

53. Thozhukat Sathyapalan, Alireza M. Manuchehri, Natalie J. Thatcher, et al, "The Effect of Soy Phytoestrogen Supplementation on Thyroid Status and Cardiovascular Risk Markers in Patients with Subclinical Hypothyroidism: A Randomized, Double-Blind, Crossover Study," *The Journal of Clinical Endocrinology & Metabolism* 96, no. 5 (May 2011): 1442–49,https://doi.org/10.1210/jc.2010-2255.

54. Shudong He, Benjamin K. Simpson, Hanju Sun, et al, "Phaseolus Vulgaris Lectins: A Systematic Review of Characteristics and Health Implications," *Critical Reviews in Food Science and Nutrition* 58, no. 1 (January 2, 2018): 70–83, https://doi.org/10.1080/10408398.2015.1096234.

55. Stacie M. Jones, Edwin H. Kim, Kari C. Nadeau, et al, "Efficacy and Safety of Oral Immunotherapy in Children Aged 1–3 Years with Peanut Allergy (the Immune Tolerance Network IMPACT Trial): A Randomised Placebo-Controlled Study." *The Lancet* 399, no.10322 (January 22, 2022):359–71, https://doi.org/10.1016/S0140-

6736(21)02390-4.

56. "The Current State of Oral Immunotherapy," American Academy of Allergy, Asthma & Immunology, February 4, 2020, https://www.aaaai.org/tools-for-the-public/conditions-library/allergies/the-current-state-of-oral-immunotherapy.

57. US Food & Drug Administration Office of the Commissioner, "FDA Approves First Drug for Treatment of Peanut Allergy for Children," FDA News Release, January 21, 2020,https://www.fda.gov/news-events/press-announcements/fda-approves-first-drug-treatment-peanut-allergy-children.

58. Tony Guida, "Study Finds Unsafe Mercury Levels in 84 Percent of All Fish," *CBS Evening News*, January 13, 2013, https://www.cbsnews.com/news/study-finds-unsafe-mercury-levels-in-84-percent-of-all-fish/.

59. "Arsenic," World Health Organization Fact Sheet, February 15,2018, https://www.who.int/news-room/fact-sheets/detail/arsenic.

60. Shawn M. Burn, "What Does 'Allostatic Load' Mean for Your Health?" *Psychology Today*, October 26, 2020, https://www.psychologytoday.com/us/blog/presence-mind/202010/what-does-allostatic-load-mean-your-health.

61. Dana E. King, Jun Xiang, and Courtney S. Pilkerton, "Multimorbidity Trends in United States Adults, 1988–2014," *Journal of the American Board of Family Medicine: JABFM* 31, no. 4 (August 2018): 503–13, https://doi.org/10.3122/jabfm.2018.04.180008.

62. James Gallagher, "Child Life Expectancy Projections Cut by Years," *BBC News*, December 2, 2019, https://www.bbc.com/news/health-50631220.

63. Ibid.

64. Harvard Health Publishing, "Do You Need a Daily Supplement?" Staying Healthy, February 12, 2021, https://www.health.harvard.edu/staying-healthy/do-you-need-a-daily-supplement.

65. Claire Lampen, "Here's What's Really in the Popular Vitamins and Supplements Everyone's Taking," *MIC*, February 21, 2016, https://www.mic.com/articles/135816/here-s-what-s-really-in-the-popular-vitamins-and-supplements-everyone-s-taking.

66. Sandee LaMotte, "Just One Drink per Day Can Shrink Your Brain, Study Says." *CNN Health*, March 4, 2022, https://www.cnn.com/2022/03/04/health/alcohol-brain-shrink-age-wellness/index.html.

67. Theresa W. Gauthier, "Prenatal Alcohol Exposure and the Developing Immune

System,"*Alcohol Research* 37, no. 2 (2015): 279–85,https://pubmed.ncbi.nlm.nih. gov/26695750/.

68. Linda Searing, "Having a Large Waist May Mean You Are at Greater Risk of Cancer, Heart Issues, Death," *Washington Post*, March 24, 2014, https://www.washingtonpost. com/national/health-science/having-a-large-waist-may-mean-you-are-at-greater-risk-of- cancer-heart-issues-death/2014/03/24/5fde4da8-b040-11e3-9627-c65021d6d572_story.html.

69. Rebekah Honce and Stacey Schultz-Cherry, "Impact of Obesity on Influenza A Virus Pathogenesis, Immune Response, and Evolution," *Frontiers in Immunology* 10 (May 10, 2019): 1071,https://doi.org/10.3389/fimmu.2019.01071.

70. Samantha K. Brooks, Rebecca K. Webster, Louise E. Smith, et al, "The Psycholog- ical Impact of Quarantine and How to Reduce It: Rapid Review of the Evidence," *The Lancet* 395, no. 10227 (March 14, 2020): 912–20, https://doi.org/10.1016/ S0140-6736(20)30460-8.

71. Amy Rushlow, "The Exact Time of Day You're Most Likely to Work Out—Successfully," *Yahoo!Life*, October 22, 2015, https://www.yahoo.com/lifestyle/the-exact-time-of-day-youre- most-likely-to-work-194319682.html.

72. "Physical Activity," World Health Organization Fact Sheet, November 26, 2020, https://www. who.int/news-room/fact-sheets/detail/physical-activity.

73. Marwa Khammassi Nejmeddine Ouerghi, Mohamed Said, et al, "Continuous Moderate- Intensity but Not High-Intensity Interval Training Improves Immune Function Bio- markers in Healthy Young Men," *Journal of Strength and Conditioning Research* 34, no. 1 (January 2020): 249–56,https://doi.org/10.1519/JSC.0000000000002737.

74. "Benefits of Physical Activity," Centers for Disease Control and Prevention, June 16, 2022, https://www.cdc.gov/physicalactivity/basics/pa-health/index.htm.

75. José L. Areta, Louise M. Burke, Megan L. Ross, et al, "Timing and Distribution of Protein Ingestion during Prolonged Recovery from Resistance Exercise Alters Myofibrillar Protein Synthesis," *The Journal of Physiology* 591, pt. 9 (May 1, 2013): 2319–31, https:// doi. org/10.1113/jphysiol.2012.244897.

76. Goran Medic, Micheline Wille, and Michiel E. H. Hemels, "Short- and Long- Term Health Consequences of Sleep Disruption," *Nature and Science of Sleep* 9 (May 19, 2017): 151–61,https://doi.org/10.2147/NSS.S134864.

77. Rebeca Gonzalez-Pastor, Peter S. Goedegebuure, and David T. Curiel, "Understand- ing and Addressing Barriers to Successful Adenovirus-Based Virotherapy for Ovarian

Cancer," *Cancer Gene Therapy* 28, no. 5 (May 2021): 375–89, https://doi.org/10.1038/s41417-020-00227-y.

78. Judith R. Baker, Sally O. Crudder, Brenda Riske, et al, "A Model for a Regional System of Care to Promote the Health and Well-Being of People with Rare Chronic Genetic Disorders," *American Journal of Public Health* 95, no. 11 (November 2005): 1910–16, https://doi.org/10.2105/AJPH.2004.051318; Amy D. Shapiro, "Hemophilia B,"*NORD (National Organization for Rare Disorders)* (blog), https://rarediseases.org/rare-diseases/hemophilia-b/; J. M. Soucie, J. Symons, B. Evatt, et al, "Home-Based Factor Infusion Therapy and Hospitalization for Bleeding Complications among Males with Haemophilia,"*Haemophilia* 7, no.2 (March14, 2001):198–206,https://doi.org/10.1046/j.1365-2516.2001.00484.x; J. M. Soucie, R. Nuss, B. Evatt, et al, "Mortality among Males with Hemophilia: Relations with Source of Medical Care. The Hemophilia Surveillance System Project Investigators,"*Blood* 96, no.2 (July 15, 2000):437–42, https://pubmed.ncbi.nlm.nih.gov/10887103/.

79. Shumei Kato, Aaron Goodman, Vighnesh Walavalkar, et al, "Hyperprogressors after Immunotherapy: Analysis of Genomic Alterations Associated with Accelerated Growth Rate," *Clinical Cancer Research* 23, no. 15 (August 1, 2017): 4242–50, https://doi.org/10.1158/1078-0432.CCR-16-3133.

80. Cliodhna Russell, "How Often Do You Smile? Adults Only Manage 20 a Day . . . 380 Times Less than Children," *The Journal*, July 2, 2014, https://www.thejournal.ie/mental-health-smile-1550017-Jul2014/.

81. Donald Lloyd-Jones, Robert J. Adams, Todd M. Brown, et al, "Heart Disease and Stroke Statistics—2010 Update," *Circulation* 121, no. 7 (February 23, 2010): e46–215, https:// doi.org/10.1161/CIRCULATIONAHA.109.192667.

82. Tamar Haspel, "Perspective|The Truth about Organic Produce and Pesticides," *Washington Post*, May 21, 2018, https://www.washingtonpost.com/lifestyle/food/the-truth-about-organic-produce-and-pesticides/2018/05/18/8294296e-5940-11e8-858f-12becb4d6067_story.html.

83. "Dietary Guidelines for Americans, 2020–2025 and Online Materials," Dietary Guidelines for Americans, December 2020, https://www.dietaryguidelines.gov/resources/2020-2025-dietary-guidelines-online-materials.